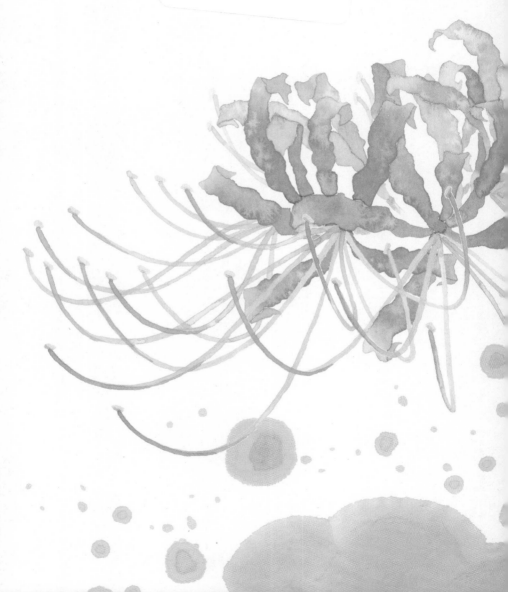

杨力虹
心理疗愈系列之一

成为自己
找回爱

杨力虹 著

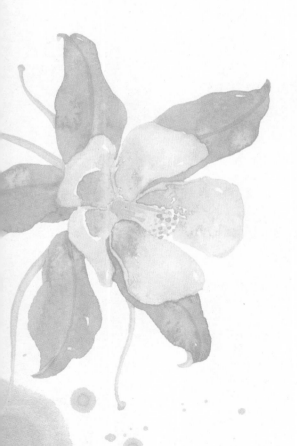

漓江出版社

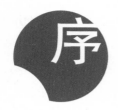

序

一切都是刚刚好

一切都是刚刚好。

正如，此时此刻，你翻开了这本书

正如，这些文字，与你内心的渴望契合

正如，这些文字，给你的疑惑以答案

正如，这些文字，解开了缠绕的心结

……

我不确定，是怎样的缘份，让我们在文字里相遇，在自在园重逢。

我只确信：今生的重逢，定有深义，绝非偶然。

成熟的心灵是在关系里接纳生命，尊重所有的发生。

觉悟的爱是回归本位，让生命之河顺畅流动。

希望这些文字，能陪伴和支持你在关系里成长，成为自己找回爱，从盲目到觉悟。

也希望这些文字，能成为疏通障碍的清流，打开心结的管道，回归本位的路标，通往解脱之道的那只指月之手。

　　我并非先知先觉。我也是跟你一样，跌跌撞撞，满身是伤，穿越、疗愈、放下、回来。

　　因于此，你正在经历的苦与痛，我懂得。你将要绽放的生命，我看见。

目 录

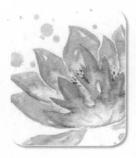 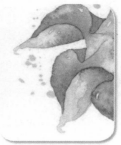 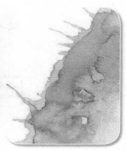

第二章

归位和解——原生家庭/051

现在，从超人系退学吧/052

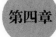

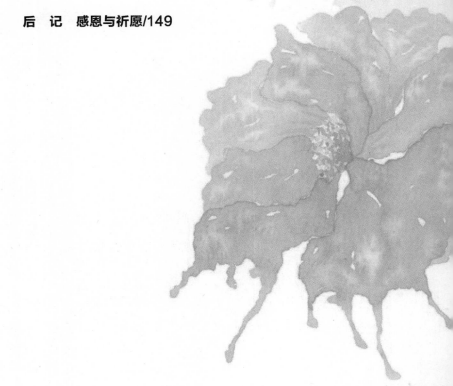

第一章

看见接纳——成为自己

我总是对自己不满意

每次我自己做决定前总是犹豫不决，如果所做的决定没有让事情发展得很顺利，我就会不断地埋怨，指责自己，而且我还在不断地重复这个模式。比如我想去剪个短发，考虑了很多间发廊，结果剪出来是不满意的，我就不断后悔，指责自己。很想请问一下老师，我内在什么问题导致我有这个模式？

 亲爱的，请回过头去看看，你从小到大，得到过父母、亲戚、老师……足够多的赞美与肯定吗？

是不是考了 98，还会被父母沉着脸指责为什么不能像王同学那样考 100 分？

是不是经常被老师批评不守纪律，不听话，长大没出息？

……

最爱我们的人伤我们最深。那些指责与批评都像一把把尖刀，扎在我们的心头上，无法拔除，伤口也无法愈合。它们更是成功的催眠指令，直接进入我们的潜意识，种下心锚。

我们不相信自己可以做得很好，更不相信我们自性圆满，完美无缺。所以，我们不断用失败，做错事，犹豫不决……来证明父母和老师的话完全正确。我们顺着他们的暗示，埋怨、指责、批评自己，用后悔、纠结、冲突折磨自己。我们要活出他们认定的那样"没出息"。

如果想改变这种模式，请寻求专业咨询，重新和父母、老师连接，尊重、理解他们，改变内在负面信念，重新确立自我价值感。

你会发现，原来你也可以果断地做决定，你也能成功，你也能对自己满意。当你对自己满意后，你会发现，外面的世界也变得更加美好、可爱。

祝福你！

2 为什么总是和梦想失之交臂

每次在快接近梦想时，现实就会狠狠地打击我，让我和梦想一次次地擦肩而过。在寻梦路上的失败和挫折，也让我对自己的能力产生了怀疑。放弃梦想，心中不甘心，可如果继续，心里又很没底。在梦想和现实之间，该怎么选择？

当梦想长出了可以跟现实连接的根须时，它才能被实现，才可落地，才可成真。

当现实只余根须时，对于梦想，它只能遥望，无法触及。只有它长出新枝嫩芽，蓬勃生长，才可接近梦想。

请踏实地站在现实的地盘上，用日渐蓬勃、强壮的新枝去接近梦想吧。

祝福你！

当坚持自己和主流价值观遭遇冲突

我今年 31 岁,一直都坚持做自己,寻找自己的真爱,不幸的是,首先和母亲的价值观冲突,她觉得一个女人只有结婚生孩子人生才完整,然后周围的朋友,以及整个主流社会似乎都是这么认为。我应该放弃坚持自己,去追随社会主流价值观吗?

A 你仍然可以做自己。

如果你觉得做自己就是不一定结婚生子的话,也没有什么不可以。

你说在寻找自己的真爱,真爱也不一定跟"结婚生子"成对立局面,对吗?

所以,于你而言,理想的结局当然是做了自己,找到真爱,又结婚生了子。皆大欢喜。

我没看出其中有什么势不两立的部分。

自我的价值观,你可以继续保有。

主流的价值观,你也可以参考、顺应、延伸。

重点是:你爱自己吗?接纳自己吗?你允许自己活得跟别人不一样吗?你能面对对妈妈的内疚吗?

个人之见,一个女人,并非只有结婚生子才能完整。

就像舞蹈家杨丽萍说，她来人世是做生命的旁观者。她来，就是看一棵树怎么生长，河水怎么流，白云怎么飘，甘露怎么凝结。她把一朵花、一棵树当成自己的孩子。她认为，自己就是自然的一部分。

这样的人生，也许在妈妈们看来，是不完整、有缺憾的，只是，从我的角度来看，她是完整的，她为世间带来了艺术舞蹈的美与创造，她是大自然的精灵与使者。

每个人，来到世间的功课与使命不一样。

敢不敢成为自己，的确是需要勇气与决心的。

当一个人内心的力量足够强大，他才有勇气去做不符合主流价值观的少数人。

祝福你！活出自己，像花一样自由绽放！

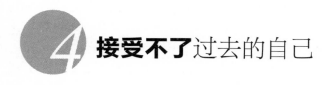

4 接受不了过去的自己

以前做了一些叛逆的事情，像抽烟泡吧文身。现在时间过去三四年了，也渐渐觉得那个时候是在糟蹋自己，很想改，可我发现我接受不了过去的自己，怕它影响以后的自己，现在很苦恼，不知道怎么办，很想和父母坦白，可我又怕。我该如何走出自己的恐惧？

A每七年，人的神经网络元都会完全更新一次，从生物角度来说，人每天都在不断改变中。长大，是我们生为人的必经之路，除非，我们愿意在心理上停留在某个状态，拒绝长大。叛逆，是青春期常有的行为，荷尔蒙分泌那么旺盛，激素搞得我们晕头转向，不知所措，这个阶段也许做什么事都是可以被原谅和理解的。再加上，青春期的到来，让父母对我们成长后必然与他们分离这一事实产生了不适感，让他们掌控我们的意识更强大，而叛逆，不过是向生命说 YES 的一种方式，因为我们知道：生命之河只能滚滚向前。父母能做的真的只余下：目送。

亲爱的，请对"过去的自己"说：我真正地看见你了，我接受在你身上发生的一切，你是我不可分割的一部分。你给我的这些生命体验，都是我以后宝贵的人生资源，你让我更加懂得去包容、理解、支持、关心其他的生命。我明白你的那些行为背后都是在渴求爱与关注。从现在起，让我们一起，活出不一样的自己，活出健康、快乐的面向吧。对不起，请原谅，谢谢你，我爱你！

要虚构的完美，还是真实的平凡

作为平凡甚至"平庸"的我们，总是在不断追求完美——完美的外貌、完美的爱人、完美的工作、完美的事业……总之，就是"我"不能平凡，我要努力"完美化"。随之而来的就是追逐、失望、痛苦、灰心等负面情感。难道，我们就真的这么怕平凡一点？

奥修说，缺陷是所有成长的来源，完美的只能是死亡。一旦某样东西是完美的，它就是死的。

而我说，完美是虚构出来的幻象，追求它，是妄想填满我们内在的匮乏、恐惧、低价值感，而这些，是我们要学着接受与面对的生命真相。

我们不愿平凡，那是我们不想被人低看、藐视，我们想证明：我是有价值的，我是值得被爱的，我是值得被尊重的。

于是，我们竖立一个完美的旗杆在远处，我们幻想着到达那里就万事大吉：赞美、表扬、夸奖、肯定、尊重、包容、接纳、爱情、婚姻、事业、金钱……都接踵而至。我们内心的那些被创可贴暂时掩盖起来的伤口与坑洞就可以被一个个疗愈，一个个填平。

可是，旗杆在不停地迁移中，无法触及。它正如我们身心不曾停歇过的变化，正如我们经历过的每时每刻，目睹过的万事万物，感受过的念念相续……它并不能在某个固定的时空点伫立，甚至，它根本就无法独立存在，它只依赖于我们心念的投射，只存在于我们追逐的欲望之中。

我们也像那个虚构的完美旗杆一样，在时刻不停转的无常轮回中流动、变化、死亡、新生、蜕变。当我们敞开心扉，全然接受，完美的旗杆就魔术般地消失了，它融入我们内在，跟那些被掩盖、被排斥的伤口与坑洞在一起，当它们被允许、被尊重、被接纳、被理解、被包容时，完美的感觉就会充溢我们的身心。接纳的当下，一切都是最完美的安排，一切都是最完美的发生。

 怎么知道什么是自己真正喜欢的

我总觉得我应该去做更值得做的事，更喜欢做的事，因此并没有对现在的工作付出十分的努力，生活也并不是十分开心。我总觉得自己应该更优秀，应该投身于自己喜欢的领域，但是我却不知道自己到底喜欢什么，到底想要什么。我怎么才能知道什么是自己真正喜欢并愿意为之奋斗的事情呢？

 当你遇到它时，就知道了。热爱，才有能量聚集。

因为道德感而无法接纳自己

感觉自己是个被道德影响很深的人，知道要去接纳自己的妒忌虚荣傲慢等不喜欢的特质，但每当我尝试去接纳时，心里批判的声音马上就跑出来骂我，你怎么能有这样的想法呢，这些想法多么丑陋啊之类的。然后我又被打回原形，怎样才能让自己慢慢地有力量去接纳呢？

就像白天与黑夜相连、阳光与阴影相伴一样，每个人都有阴影面。阴影，通常是我们最担心与害怕的，我们不敢面对它，害怕它被别人窥见，让自己蒙羞。其实，它就是另一个被压抑的自己，它一旦被压抑到潜意识层次，它也许就成了掌控你行为模式的决定性因素，它会让你沉浸在情绪的大海里，飘浮不定，也会让你在关键事件的反应上，被这些深埋的潜意识信念左右。而所谓的道德感，你只能用来武装、强大头脑，把它形塑成伪装、掩盖、遮挡自己的面具或盾牌，你试图以此来抓住从来没有存在过的"安全感"。所以，当内在的纠结与挣扎出现时，你就会经常被打回原形。

与自己的内在父母对话，去听听那些批判的声音，那些骂声后面潜藏着什么样的心理动机与真实需求？与内在父母和解。

同时，去看见被漠视多年的内在孩童，承认他是自己不可分割的一部分，接纳真实的自己，接纳自己生命的所有面向，包括妒忌、虚荣、傲慢等所谓的"阴影"，看见这些阴影背后是否潜藏着：渴望被看见的期待？害怕被抛弃的隐忧？怀疑不配得的自卑……让自己活在内外一致、身心灵统合的状态里，无论是阳光还是阴影，都是生命的宝贵资源，善待、善用它们。你会发现让生命重获自由，安心、自在的出口居然不在别处，只在"阴影"里。

放下你的"道德感"吧，它不堪一击，它只能存活于你的意识里，它只能武装头脑。它不是真实的你。

当你接受自己也有阴影面，接纳自己本为"阳与阴"的结合体，你就不再需要任何面具与盾牌了。与其在面具后面哭泣、纠结、冲突，还不如坦然、自在示现本来的样子。

成为自己，让生命全然绽放吧。

 如何才能停止内在的自我战争

自从开始内在的觉察，很多时候发现自己在批判、在抱怨，但是又开始批判自己的批判和抱怨，越这样，初始的批判和抱怨就越无法停止，内在的冲突和战争就越激烈，我该如何停止这样的内在自我战争呢？

 内在的自我战争，通常是自己的内在孩童与内在父母之间的激战，也就是本我与超我之战。

只有真正地接纳自己本来的样子，相信自己自性圆满，这场战争才可能停止。

9 没有自控力怎么办

我最大的困惑是自制力和自控力，每天下班闲下来我知道自己要去做工作和读书，但是就一直在浏览网页，拖延，我感到很痛苦，但是我没有行动的意愿，然后我觉得自己就在找借口说"既然没有意愿，就别做了"。这样的例子经常发生，给我的生活和工作带来了很大的困惑。

A 亲爱的，愿意给自己制定一个量化标准版的计划吗？——每天工作多少小时，读书几小时，甚至读书的页码都可标注出来，同时给自己制定一个奖惩标准，按时完成奖励，延时完成惩罚……

如果我对你说浏览网页也是一种阅读的话，你感觉如何？当然，被铺天盖地的无聊信息淹没的日子也是可惜。

自我要求是好事，听自己内心的声音更是必须，知道自己真心的欲求尤其重要。

所以，静下心来，问自己：我到底要什么？我可以怎么做？

如果你能找到自己真心所爱的工作和生活，你就不需要自控力了。因为热爱，所以能量都会始终贯注在其中，内心也会被喜悦充满。

祝福你！

怎样改正自己的拖延症

长久以来有一个毛病，虽然自己已经发现了但却无力改变。就是每当下定决心去努力工作，可一到上班时间总是拖延真正需要做的，浪费了很多工作时间到无谓的事情上，虽然我知道这样做不对，可怎样也改正不了。

A 每天，把真正需要做的部分列出来，不同的时段，自己从列表中选择一个完成。可以把工作的时段划为 20 分钟一个段落，每一段落都全然地有效使用，不浪费。段落之间，可花两分钟来反省、检查、整理。如果一天只能完成一件事，就认真、有效率地完成它。

休息空隙，去洗手间，对着镜子里的自己，认真地看着自己的眼睛，说：你真棒！同时，可以给自己订一个规矩：完成一件真正需要做的事后，给自己一个具体的奖励。

拖延停滞，并不能节省能量，相反，因为内疚、自责、惭愧、愤怒等情绪纠缠其中，更加损耗。

来，转动一下内心的旋钮，改一下运行模式。习惯都是由微小的 20 分钟或者更小的时间单位积累而成。拖延症是由积习而成，同理，及时完成的好习惯也可由积习而成。

换一种模式，突破恐惧线，你会发现天地宽了，效率高了，人轻松、自由了。

祝福你！

11 **如何让**未来更好

　　我觉得自己是个有"使命"的人，浑身充满能量，急于去助人，但现在自己状况不够好，我期盼未来会更好。如何可以让未来更好？

A 　亲爱的，把目光从未来转回当下，回到自己的生活中，看看自己究竟在逃避些什么？先接受自己，帮助自己，才能帮助他人。修行，不过是当下事，眼前人，哪有那么多大灾大难等你去拯救？"蜘蛛侠"还要谈恋爱呢，哈哈。

　　心理学家荣格在离世时告诫弟子们：连助人的念头都不要有。

　　如果世间真的无人可救，你会失望吗？

　　如果你需要面对的只有自己，你愿意诚实面对吗？

　　如果连未来也只是一种幻觉，你肯活好每一刹那吗？

　　如果撕开包着"助人使命"的糖衣，你只看见里面一个巨大的字：我。你会放下你的"使命"吗？

　　18 世纪伟大的修行者吉美林巴，他有一句很有名的话：一直到你能够完完全全除掉自己自私的那一天，这之前你所谓帮助别人，只不过是演一场戏给别人看罢了。

　　与你共勉！

怎么知道自己的感觉符不符合现实

与人接触过程中，当自己产生被冷落、被敌视或其他的感觉时，总会有疑问：我的感觉符不符合现实？这让我很苦恼，我不知道这种疑问是不相信自己的感觉，还是一种对自己的评判？这种疑问让我焦虑，表现在每每有这种念头冒出来时头部就有抽筋的感觉。

 自我怀疑时，请听听内心的声音，它是不是在说：我不够好？我不值得？我比他们差？

活在别人评判里的人是辛苦的。活在自我批判里的人是痛苦的。而所有的评判，它们都不过是头脑的游戏，与真相无关。我们不能要求一个戴着灰色眼镜的人看到的世界里有粉红的花。

祝福你早日成为一个活在自信里的人。

怎样摘下自己的面具

很久以来，我发现已经找不到自己了，不知道现在如何重新找回自我，而不是戴个面具。我更想和当下的自己好好相处，而不是总看灵修的书。我该如何做才能摘下自己的面具，找回真实的自己呢？

是的，我们戴上面具太久后，面具已经嵌进肉里，我们可能找不到自己了。

灵修，无疑是逃避琐碎、无聊的现实生活最好的工具。它，也是我们掩藏真实自我的最好面具。在灵性层次上的"高人一等"可让你的小我膨胀，自我瞬间高大起来，还可获得他人的艳羡与赞美，这也许正是你生来就缺的，从父母、老师那里都鲜能得到的。

我想问的是：你看了那么多灵修的书，是走的脑，还是走的心？好在，你知道自己有面具，这份觉知是有益的。

从现在起，你可以抛开那些灵修书籍，重新鲜活地回到尘世，让七彩人生重新被热情注满。也许它有些俗气，有些繁琐，但它新鲜、热闹、有趣、生动。借由灵修的经验，红尘俗事会不时地让你回到自己内在，忧喜悲乐中，情绪起伏下，你可以看见自心。相比一成不变的面具而言，真实的自己丰富、好玩多了。

活在世间，但不属于它。

尽情在人间剧场游乐，只是记得提醒自己：这是剧场。

觉性。临在。当下。如如不动。

哪怕，偶尔，再戴回面具，又何妨？只是，现在，你知道：它是面具。你也明白：随时可以除下面具。

 不敢做真实的自己

为什么我常常不敢做自己，也不敢表达出自己的真实想法，明明喜欢艺术，却不敢对周围的人说，我非常害怕别人会觉得我很怪，与众不同。我该怎么办？

 做少数人，的确是需要勇气与胆量的。人是群体动物，有天生的趋同心理，以求得所谓的安全感。

艺术，于你而言，象征着什么？它为什么会跟"怪"相联系？你在害怕什么，这是真正需要去向内探索的部分。

是活在别人的评判里，还是让自己全然绽放？听听自己内心的声音，自己决定，同时，为自己的选择负全责。

15 当个人追求和职业要求不一致

我本人是很追求名牌时尚潮流个性的一个人，打扮也会偏向潮流个性。可是我的职业偏偏跟我的特性相反！是销售民族乐器笛箫葫芦丝。突然被某网友说我的打扮谈吐跟我的职业很不一样，还用这点去怀疑我的专业！我是不是要因为我的职业很传统就改变自己的打扮呢？我该怎么办？

A 亲爱的，我建议你把上下班时间做个区分，下班后你仍然可以很潮，很前卫。上班时，可以很素朴、很雅致，以体现你的职业特点，展示你的专业精神。每天可以有这么多的变化，不是更好玩吗？

当然，最重要的是，内心的丰富，良好的素养，得当的谈吐，良善的品行……这些都比名牌时尚更能持久地吸引人、滋养人。

当你追逐各种名牌、潮流时，请观察它们带来的满足与愉悦感，还有这些感觉持续时间的长度，深度，宽度。也许，有一天，因缘具足，你会发现有另一条更为究竟的道路。

祝福你！

怎么解决自己的社交恐惧症

心里一直痛苦受压抑，感觉会被人嘲笑，不敢参加聚会（其实很想参加），不敢应聘工作，不敢相亲。有什么好的办法能够帮助我，最好是有个详细的步骤，我知道这不是一日两日能够解决的问题，我会做好长期的准备，只需要有个正确的方向能够指引我。

 硬碰硬的方法：

出门，打开心，张开眼，看世界。

时刻笑问自己：这有什么好怕的？我看见你了，看你还能怕到什么程度？

疗愈放下的方法：

寻求专业帮助，个案疗愈，找到恐惧的根源，清理，疗愈，放下，重塑自信，走向新的人生。

身有残疾，我要如何面对

老师，我有一只义眼，之前也痛苦过，但现在已经没有感觉了，心灵成长了许多，不再觉得是不好的事情，反倒欣赏起它的美来，但是我周围的人好像都认为这不好，必须隐藏掩盖，不能让别人知道我只有一只眼睛，等等，反倒让我现在在自我感觉良好时都有愧疚感了，怎么办呢？

亲爱的，没有四肢的尼克·胡哲有句话最打动我：我是上帝的限量版。

是的，他简直就是奇迹绝版。

他能够那么开心健康地活着，享受每个生命时刻。一切在他眼里都那么有趣，多姿多彩。他还奇迹般地遇见了亲密爱人，还有个可爱正常的小宝宝。人生不设限。他说，通过他，可以让更多人看见希望。

多么灿烂鲜活的人生！四肢残缺，心灵力量却如此强大。

你也可以，亲爱的。义眼不是你的缺陷，它是你的一部分。不用彰显，也不用隐藏，它只是你不可分割的一部分，而已。

周围人的评价不能左右你的内心世界，除非你活在他们的眼光与期待里。你就是你，独一无二的自己。

如果爱自己也需要内疚的话，那你就只能躲在无人注意的角落里啜泣。当然，你可以选择更坚定地爱自己、接纳自己、尊重自己，让生活充满阳光、让喜悦平安将你围绕。

一念放下，万般自在。

捆绑我们的不只是别人的眼光，更重要的是：害怕让自己内在的光闪耀。

亲爱的，请让你内在的光照耀更多的人，让更多的人看见希望。像尼克·胡哲一样。

 到底什么是我能控制的

我愿意相信所有的一切都是我内在的投射、我未完成的经验以及我没有完整体验的情绪。万事万物都是不断振动的能量，有什么思想就会吸引什么样的人、事、物来到身边，所以我们创造了我们自己的世界。但是又有一种说法：我们要臣服，一切都掌握在宇宙力量手中。

对这两种说法我的头脑理解不过来。我想请老师帮我理清一下。

 去看天上的日月星辰，它们跟宇宙的关系，就是我们和宇宙的关系。

19 不接受出于好心做错事的自己

我有时候出于好心和礼貌做一些事，却给别人带来了意想不到的麻烦。这时候我就会十分抱怨责备自己，讨厌自己。为什么我这么不接受出于好心做错事的自己呢？

A "好心"与"礼貌"是别人的需要，还是自我满足的需要？请觉察，反省。

责备自己，讨厌自己，只在自己做错事时才会发生吗？还是经常性的内心独白？或者，"做错事"，也只是为了配合印证自己"不够好"，"无法做对"的信念？

为什么还不接受自己呢？如果去掉"好心做错事"这个定语的话。

建议仍然是看见、疗愈、清理、放下。

祝福你！

为什么我总丢三落四

　　我是一个特别丢三落四的人，我的银行卡、钥匙等都丢了很多次，各种物品在我手上也保存不了多久，就会因为各种原因坏掉了。每次发生这样的事情，我心里都特别惭愧，但还是一而再地犯同样的错误。我真的很想改正这个缺点，从心灵疗愈的角度该怎么入手呢？

　　A个人建议是从训练自己的觉知入手，这样会比较有益。随时随地觉察自己正在做的事情。吃饭时，知道自己在吃饭，体会舌尖碰到食物的感觉。走路时，知道自己在走路，体会脚掌踏在大地上的感觉。呼吸时，知道自己在呼吸，体会气流穿过鼻孔的粗细长短……可以从每天数次三分钟的训练开始。比如，繁忙的工作间隙，停下手上的活，觉察自己当下所作所为所感所思所想。逐渐，你行为后面的这个"知道"会越来越强大，散乱的心也越来越容易被收摄，专注越来越容易发生，到那时，我想，你丢三落四的情况可能就会大幅减少。

　　当然，如果你的潜意识里编写好固有剧本：我不值得拥有，我不配，我就是想扔、毁东西，长期与惭愧内疚情绪相伴，那么，请寻求专业人士帮助，找到最深的心灵根源，疗愈，清理，放下，升华。

如何清除过去的思维和行为对现在的影响

过去很多事情影响了现在的思维和行为，怎么能排除这些影响，让自己真的来到当下，掌握明天掌握未来？

亲爱的，没有什么是你可以掌握的。正如我们无法控制我们身上的血流量、呼吸、心跳一样。

明天和未来，都不在你的掌握范围内。

你能做好的，只有当下。

其实，就在我们说着"当下"时，它也已经过去了。

对于过去，它早已过去，它是另一个时空点的发生，早无实质意义了，但我们为什么还在它的影响中呢？是因为我们还活在对它的评判与执念中。所以，如果我们能跳脱对它的评判与执念，我们就可以获得自由。

过程是艰难的。需要打破好多自我中心的那个"我执"，需要打破好多的"自以为是"，需要面对自己应该承担的责任，不再以受害者面目站在道德高地上居高临下，需要重新以成人的眼光，把生命放到更大的背景里看待……

如果你真的愿意，就可以脱离所谓的"过去"这个沉重的框架了。

而未来会怎样，取决于你此时此刻的起心动念。如果它是良善的、利益其他生命的，那你的未来会充满金色的光芒，善缘会聚集，事业会顺遂，财富会自由，生活会幸福，身体会健康，心灵会富足。

祝福你！

 出门一定要化妆是不是执着

请问出门一定要化妆是不是也算一种执着？对梦想不懈的追求是执着吗？

"执着"是指我们固执地认为：只有一种可能性，并且用尽自己的力量来证明这个观点的正确。

事实上，世界上唯一不变的事情就是：任何事物都在每时每刻的变化中。

"出门必须化妆"先不去讨论悦人还是悦己，只需去看见"必须"后面这个心理动机是什么，"必须"达成之后带给你的心理感受是怎样，多问自己几遍：然后呢？

对于梦想，同理。

可以尝试的是：如果没有"必须"，是否还有别的可能让你体会到"也不错"呢？

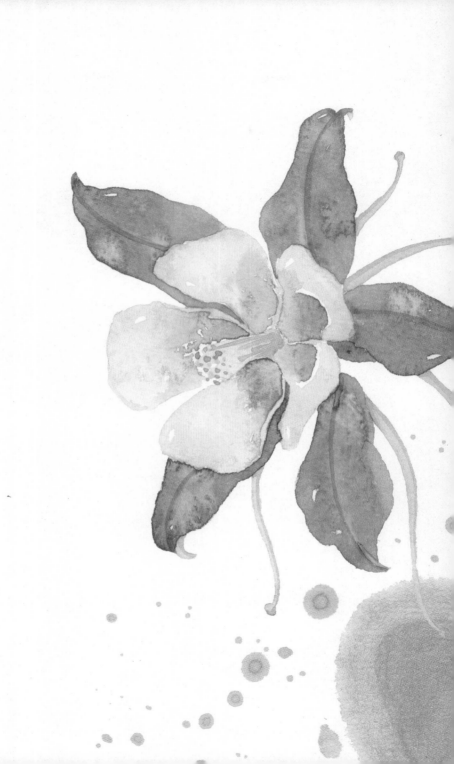

23 **为什么做事情**总不成功

不知道自己想做什么，只要有兴趣的，就都会去学。开了几次店，因为不专业，都相继倒闭。几次失败的经历，开始对自己越来越没信心，恐惧感越来越重。看不清楚的现在，不确定的未来，怎样才能找到自己的路？

A 亲爱的，请听听自己内在的声音：你允许自己成功吗？

如果我们的潜意识深处根植的是负向信念：我不配成功，我不想成功，我不能成功……那么，无论你表面上再怎么努力，都到不了成功的站牌下。像被诅咒一样，"成功"总在前方，而你无力触及。

如果总是出现同样的状况，你可以寻求专业人士的帮助，来探究自己的信念种子及其根源，它也许来自你累世的业力习气，也许来自此生的原生家庭，也许来自老师的批判或伤害……清理负向信念，重塑正向信念，种下新的善因，非常重要。

因缘具足时，果自然会呈现。你的热爱与努力是成功的关键要素。请问问自己：这真的是我自己想要做的吗？这是我要走的路吗？只有热爱，才有能量凝聚，所以，如果能选择一份自己热爱的事业，那会有非常良好的前景。而更重要的考量必须是：我这份事业是为生命服务的吗？只有一份能为生命服务的事业，才可能与道同行，得到宇宙的关照与支持。

一分耕耘一分收获。假如你早已经设定你无法成功的话，你会发现，无论绕多大的弯，甚至已经到了临门一脚的关键点，你仍然没法成功。表面看起来，你这一切都是徒劳无益的。而事实上，在我看来，这一切又都是有意义的，即使它并没能到达你设定的那个目标。在这个学与做的过程中，你毕竟积累了经验与教训。如果在此基础上，加以正确目标和正向信念的确立，你一定会事半功倍，硕果累累。

　　祝你早日穿越迷茫，找到事业的方向，尝到收获的果实。

 如何用吸引力法则吸引好成绩

　　高考结束后，我可以用吸引力法则吸引好成绩吗？

　　如果你内在装满了小我的贪欲，吸引力法则是无法奏效的。吸引力法则只有在你成为纯净管道时，才有用。

　　如果吸引力法则万事皆灵，人人可用，那么全人类只需要做一件事：每天躺在床上，向宇宙下订单。

　　事实上，当你的潜意识里堆满了负面垃圾时，你会发现这些订单都报废、遗失、被取消了。

25 为什么总爱跟别人比较

常爱和别人比较，不如别人时，就会质疑自己存在的意义，觉得自己消失了也没什么。该怎么做，才能从这种模式中解脱出来呢？

A 亲爱的，我们从小就在父母和老师的"比较教育"里长大。我们习惯于把自己置身于一个非赢即输的二元对立局面。而嫉妒，却是有百害而无一利的情绪。它只会伤害自己，否定、轻视自己，拉低自己的能量。

"为什么隔壁家王二考100分？""学不好，就去当清洁工。""这次全班排名你比小勇又落后了。"……当这些话语不断被重复，成功被植入我们的心念系统里时，我们一辈子都痛苦地活在跑道上，疲累地挣扎于赛场中。似乎我们的价值只有体现在战胜别人的那个时刻。胜利了，执着、傲慢。失败了，嫉妒、嗔恨。

没有真实的"敌人"时，我们还为自己设计出许多的"假想敌"，让我们在竞争比较的习性里继续玩着输赢游戏。而内心，却时常矛盾挣扎、痛苦不堪。这些游戏被放在各种场景里玩，学校、单位、社交群体、家庭……痛并快乐着，因为你对它很熟悉。

从这种模式里解脱，只有一个办法，就是真正地看穿它，然后放下。毕竟，根本没有输赢这件事，我们不肯放过的其实只有一个人：自己。我们不能接受自性圆满的自己。我们非要用输赢胜负来作为衡量自我价值的标准，那样的话，我们真是上了老师和父母的大当。长期在这样的比较中，我们会掩盖自己的阴暗面，会扭曲心灵，会带着许多的负面情绪苟活。我们需要对自己说：我全然接受本来的自己。

这句话会像一句咒语，让自己心悦诚服，安心、自在、快乐做自己。做不需要跟别人比较、竞争的自己。

每当竞争心生起的时候，去觉察到自己的内在深层动机，看见自己内在的匮乏和无价值感，大声说：嗨！我可以不再玩这个游戏了。他们很好，发挥出了自己的最高水平，随喜他们！我也很好！我已经做到了最好，我全然接受我自己本来的样子。

26 **如何摆脱**自卑心理

从小母亲老打击我，所以我一直很自卑，在工作中和与人相处时，害怕别人说自己做得不好，尤其是大会发言、与陌生人通电话，就精神紧张，全身僵硬，喉咙发干。我该怎么办？要采取什么措施呢？

A 如果条件允许，请找专业的咨询师帮助，找回自信，重树信念。在专业的咨询里，我们会引导你找到过去的成功经验，树立自信，也会让你找到在紧张、僵硬的身心反应背后的正向意义。当然，更重要的是，看见、拥抱、陪伴、接纳自己受伤的内在孩童。同时，把母亲的命运交还给母亲，把生命放到更大的背景板上，理解母亲的局限，如果能看见她这些"打击"后面，也潜藏着关心和爱，那你就会越来越有勇气和力量。

心理咨询或治疗能帮助我吗

感觉自己有很多问题，想过去做心理咨询，但在网上看咨询费用很贵，自己经济拮据，会是一笔很大的开支，也不知道是不是真的能帮助我。我也经常看内在空间，看一些身心灵的书，希望能慢慢进步，解决问题。我应该去做心理咨询还是选择自我治疗？

A 迷时师度，悟时自度。

如果能悟到自己这些问题后面的症结、根源，那么，用自我治疗的方式是可以的。

当然，如果经济条件允许，选择咨商疗愈，借助外力，找回自己找回爱，也是不错的选择。虽然表面看来费用"很贵"，但相较漫长、痛苦的人生而言，这样的开支是值得的，当你付出时，你会得到。而在你怀疑疗愈效果，患得患失时，你便错过了良机。

无论如何，我知道，你都会找到适合自己成长的恰当方式。

也许，你能遇到一双不带评判的眼睛，它注视着你时，疗愈便发生了。而遇见本身，也需要你真正地准备好，因缘具足。

祝福你！

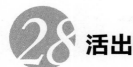 **活出自己**可以作为天职吗

我看过一本书《找到天职，你也可以幸福工作》，上面说要知道自己喜欢什么，每天做5分钟自己喜欢的这件事，慢慢地这个就可以成为你的天职。如果我不知道自己喜欢什么，只是保持着要活出自己的这个信念，然后信服于老天爷的安排，这样可以吗？

窃以为：既是天职，何来每天习练之说？天职是不为而成，不求而得的，当你满怀热情地准备好，它就会自然到来。

喜欢它，热爱它，投入它，享受它，融入它，用生命为生命服务，即是。

你会发现：活出自己之时，正是与它相遇之际。活出自己之时，爱才可推己及人。活出自己之时，方可成就他人。

一切都会刚刚好。不早不晚，不前不后。

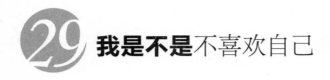

29 **我是不是**不喜欢自己

我是个性格内敛的人，但一直很欣赏性格开朗、热情自信的人，也一直都在试图改变自己，让自己成为那样的人，这是不是说明我的潜意识不喜欢我自己，不愿意做本来的自己呢？

A 如果你是一个苹果，为什么一定要去成为橘子呢？

如果一个苹果能让你不满意，那么，当你成为橘子时，极有可能，你又开始羡慕苹果。

每个人都是独一无二，且相互连接的。

每天早上对着镜子里的自己微笑：我喜欢你，你性格内敛，文静优雅……好好地把自己的优点都罗列出来，逐一认可，确定，赞扬。

每天也对每一个见到的人微笑：我欣赏你，你开朗，热情，自信……

然后，回来，安心，开心地做一个暗香扑鼻的苹果。

祝福你！

30 **身材**能变得更好吗

我今年 22 了，我对美的渴望一直很强烈，很喜欢男人喜欢并关注我，喜欢美丽风格的衣服，但是我身体比例腿短身长，不好看。我在路上碰到身材好的女孩都很渴望地回头看，请问我还可以长小腿吗？身体比例会变得好看吗？

A 遗传与变异，基因的复制与重组，人确实无能为力。难道你不觉得：正因为如此，世界才会那么丰富多彩，千姿百态吗？

当然，22 岁的女子正在求偶阶段，自然是爱美、渴求异性投来的关注眼光的。"女为悦己者容"，这无可厚非。如果我告诉你一个数字，你会不会觉得安慰？能不能放过你的那双小腿？事实上，99% 的男人都不会因为女人的身材而爱。他们更爱的是女人内在透出的气质、品性等。

腿短身长，是亚洲人体型的普遍特征。记得某年走在俄罗斯某城市的大街上，我们发出的感慨是：真没见到一个短腿美女啊。全体美女的腿都修长，匀称，漂亮，笔直。老天也是公平的，这些美女多数婚后就会逐渐变形成前突后撅、肥厚浑圆的老大妈。而亚洲女人，婚前婚后，生育前后的变化却不至于那样悬殊、明显。

国外有打断腿骨，重促生长的技术，这样的痛苦你愿意承受吗？这样的代价你认为值得吗？

一个易于操作的方法是：用稍短的上衣配直筒裤，或者腰线上移的裙装来修正身体的比例。或者利用衣饰上的色块来转移人们的视线，来拉长自己的下半身。

不固着在"我腿短，不好看"的信念里，你就可以解放自己了。请你仔细看着这双承受了你身体重量、成你自卑心理替罪羊的小腿，它何罪之有？它来自父母，来自家族祖先，来自生命源头。它独一无二，它弥足珍贵。如果你能看见自由开朗热情、充满活力的力克·胡哲，你还会对它不满意吗？

当然，也可以试着去练练瑜伽，让自己在伸展身体的同时变得越来越宁静、柔软、自由、宽广，去上"拥抱内在孩童"等疗愈课程或身心整合个案。当你的心打开，你就不会再为自己的身材比例纠结，不再在意自己腿的长短，不再活在男人的评价与期待中。更重要的是：你可以放过自己，接受自己本来的样子。不再为别人而活，你就可以如释重负了。

我个人认为世界上最美的女人之一是特蕾莎修女，虽然她干瘦、枯槁，腿的比例也无法被衡量，但她眼神里的光芒便足以让世人钦慕、注目。还有一位我曾采访过的法国女人方方，她住在广西的大山里数年，一直在帮助当地的少数民族女童求学。在她的吊脚楼里，我看见一只大木箱里装满了她穿破的劳动鞋，那个瞬间被她的美震慑。作为法国女人，她的相貌平常，身材一般，但，她的美刻入了我的心中。几年前，惊闻她的吊脚楼起火，她葬身火海的噩耗。那一刻，我看见的是涅槃的凌空凤凰。

这些都是女人极致的美。它由内而外，让人无法抗拒。它，所向披靡，直接触碰到你的心灵，它，跟性感的身材，美丽的肌肤无关。

你可以变得越来越美，却并不是身材越来越好，小腿越来越长。

祝福你！

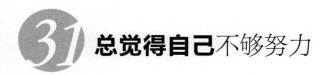

总觉得自己不够努力

总觉得自己不够努力怎么办？学习、工作，总觉得自己好像可以做得更好，可是真的觉得自己当时已经尽力了，回过头，又觉得自己努力还不够，会不自主地谴责以前的自己。

 放掉这根抽打自己的鞭子，放过正被不停呵责的自己吧。
你已经是最好的自己，每个时刻，每个空间。

也请放掉关于"更好的自己"这个虚幻的构想。

如果够努力，你会怎么样？谁会赞扬你？他 / 她的赞扬肯定为什么会对你如此重要？

请记住：即使没有赞扬、肯定，你也是最好的、独一无二的自己。

害怕别人提及自己过去的事情

对于过去的一些事情，我很害怕别人提及，常常猜测他有没有对别人说起，我很痛苦，我该怎么办？

A 对于这些尘封的秘密往事，找机会去用整合个案的方式，一对一地去疗愈，清理，重新接纳，面对，放下，否则，你会一直生活在担心被提及的恐惧中，也会落入被触动的痛苦中，无力自拔。就像怀揣着的一个巨大包袱，让你直不起身，打不开心，生怕别人窥探到这个包袱的存在，有时，不经意被掀开的包袱一角，也会让你提心吊胆，寝食难安。"坦然开朗，笑对人生"于你而言，只是奢望。你的生命能量会在日复一日的恐惧、担心、焦虑中流失、耗损、散落。

如果你不想再怀揣这个包袱前行，寻求专业人士的帮助吧，跟过去的那个自己和解，允许、接纳、合二为一。

放下包袱，才能昂首挺胸、轻松前行，面对属于自己的美好未来。

祝福你！

33 **不知道为什么**而活着

我失业三个月了，不是找不到工作，是不知道自己想要什么样的工作，每一份工作时间长了总会感到厌倦，更不知道自己能做什么。所以我很迷惘。我也不知道自己的人生目标是什么，不知道是为什么而活着，我该怎么办？

A找回自己找回爱，通常是从自己与家族的连接中开始发生的。学着为自己的生命负责。你可以让生命新鲜活泼，也可以让它死气沉沉，了无生趣，你还可以让自己身处世间，精彩，丰富多姿。选择权，在你手上。

工作—事业—志业都是自我价值的实现方式，仍然与"你是谁"，"此生为何而来"这样的大哉问息息相关。

如果因缘成熟，请寻找专业人士的帮助，走出徘徊、犹豫、迷惘的十字路口，跳脱习惯模式，内心笃定，脚步坚实，朝着目标清晰的未来出发。

你为什么活着，只有你才清楚。而专业人士，只是协助你支持你找到答案的人。

准备好了，就移动吧，哪怕1厘米，你也会感受到改变。你可以选择自己想要的活法，同时为自己的选择负责。

祝福你！

34 没事老作怎么办

总想拿身体来寻找刺激，去体验有趣的东西，比如一段时间就想喝酒或者去酒吧蹦迪。经常会满足大脑的欲望，比如看一些重口味的电影，吸毒的、隐晦的。经常关注民生问题，就是不能好好地给自己做一顿饭、好好地睡觉。让自己激烈动荡，才会觉得生活不单调。

A 听上去你体内激素分泌旺盛，精力充沛。

作，激烈动荡，才会觉得生活不单调，生活始终充满激情与刺激。真实的状况是：热闹地融身于繁华城市、五色红尘，容易。安静、单独与自己相处，难。所以，当你安静独处三分钟，也许就会下意识地去打开电视，打开音箱，打开电脑，翻看手机……生怕被外在世界遗漏，整天活在求赞、求关注的努力与焦虑中。作，让自己觉得有实存感，不断地寻求刺激，让自己可以拥有那些转瞬即逝的"开心"。

如果非要作，不妨好好地去用这些能量去钻研一门技术，谈一场恋爱，培养一种爱好，甚至去暴走，观自然风景的同时，觉察自己内心的变化。

也间或试试：让自己安静地抽出一段时间来与自己共处。这个时间段可由三五分钟开始，渐次拉长，去觉察自己内在：为什么害怕面对自己？自己的哪一部分是自己不喜欢、排斥、不愿意面对、接受的？

只要你愿意，你会发现：内在的世界"作"的空间更大，相对蹦迪、喝酒、电影等外在刺激而言，更为有趣、幽微、细致、变化多端。

如果你是真的勇士，欢迎进入内在世界探索。很快，你会看见自己的"作"风不再，"作"意顿消。

我也曾经是"作"业不断的一个人，也曾经在转瞬即逝的"快乐"中流连往返。自从真正踏上回家之路，看见每个起心动念、那些"作"背后的动力后，我，歇了。

歇即菩提。

祝福你早日由外转内！

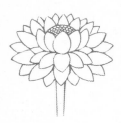

第二章

归位和解——原生家庭

现在，从超人系退学吧

我们都是"超人"，用爱在安排父母、帮助家人，拯救全世界……

跟不到 30 的某姑娘聊天，她说自己如果中了 500 万……

我问：你会怎么安排？

她说：我买大房子，把爸爸妈妈弟弟妹妹都接来。

我问：你老公呢？

她答：也在啊，和我们一起。

……

时下的她正和新婚不久的老公为了经济问题闹得不愉快，正纠结中。

我说：你如果中了 500 万，老公会离开得更迅速、更快。

他俩相同的农村成长背景，相同的多兄弟姐妹的家庭，相同的对家人的孝顺与爱，相同的背负重担……都是超人系。都被自己的家族业力牵引，被自己忠诚深埋的爱拖累。我们用自己的小肩膀扛了太多不属于我们的重负，我们咬着牙，流着汗，和着泪，只是想说：我可以，我能行。我爱你们。

我们都是超人系学生。或在读，或毕业，或肄业。

1987 年，当大二的我暑假跟着父亲第一次到海南探望亲戚时，父亲深被这片椰林摇曳、海风习习的热带土地吸引，说了充满憧憬的一句话：要是能到这里来生活就好了，这句话让我为之奋斗了五年。大学毕业，我没有服从分配，只身到了海南，我要用自己的力量为父母在这里建一个家。因为父亲渴望离开重庆彭水已经很久了。

五年以后，父母来了，跟我和前夫住在一起。但父亲当初憧憬的幸福并没有实现，他被在婚姻里挣扎痛苦的女儿弄得心烦意乱。然而，我没有放掉我作为长女对于家庭的责任，还扛着那些不该我扛的重担。我一厢情愿地把妹妹移来海口，我还给她改了名字，我要让一家人在海口团聚，幸福快乐地生活在一起，像童话故事般。

结果是：这番折腾，家人都听从了我的安排，如我所愿地在海口生活、工作。离婚又再婚后，我为父母在海口安了个家，实现了我曾经暗自在父亲面前发下的誓。妹妹自己也成了家，找到幸福的依归。

后来，我接触到家庭系统排列，才知道自己的"超人系"作风是有问题的，我其实在做父母的父母，也在做妹妹的父母。那时起，我慢慢开始学会放手，放松，放下。回到自己本来的位置。

终于如愿以偿，到了海口生活的父亲却在我进入身心灵领域的那一年年初，离开了人世。他没能在活着的时候，看到归位了的女儿。

超人系的伙伴还很多。看看身边那些已经被压得体型走了样的"企业家"们，还有那些肩膀已经僵硬得没有知觉的"强人"们，我想，你们也可以试着慢慢放松自己的肩膀。放下那些不属于我们的重负。我们不必用这种笨重的方式来证明对家人的忠诚与爱。

当我们回到自己原本的位置，爱才可以更顺畅地流动。

现在，可以从超人系退学了。

1 **如何释放**对家人的恨

我对自己的家人尤其是爸爸和姐姐充满了恨意，小时候家里想要男孩，结果到我，一连三个，都生的是女孩，虽然爸爸对我还不错，可我从小就非常害怕他。后来一直找不到合适的对象，不知道是不是和家庭有关系？

后来我和二姐、二姐夫吵了一架，由此激发了多年来的恨，一股脑地都涌了出来，再加上爸爸也站在他们一边，我对整个家庭都充满了恨。这种恨没有出口，不仅让我身体出现了严重的健康问题，还因此丢了工作。现在我非常无助，不知道该怎么办。

 亲爱的，不知道你是否愿意去面对：臣服与接纳是唯一出路？生命唯一的答案是对所有的发生说：YES！

对抗和"恨"这条路，你已经用自己的生命经验去证明了：走不通。工作、健康、感情都出了问题，你真的愿意再继续这个模式吗？想不想把"受苦模式"调为"幸福模式"呢？

有一个刚结束的个案跟你分享。案主，她的情况跟你类似，生于潮汕家庭，家里三女一男。她排行老二，被父母和爷爷奶奶、外公外婆"漠视"（她的原话）了二十多年。非常漂亮的案主，喊出的话却是：我讨厌做女人！！！30多岁了，谈过两段恋爱都无疾而终，对象的共同特点就是条件远不如她，旁人无法理解她为什么会跟这样的人谈恋爱。有位条件非常优秀的男士追求她，但她一直拒绝，个案中，她看见自己：不配得的低价值感。

长期被"漠视"的结果，就是她拼命成为"女汉子"，扛起整个家族的重任。当她买了豪宅、名车后仍然开心不起来时，她察觉到自己有问题，于是，才有个案的发生。

不知道你是否可以试着去承认：恨的下面也是爱？说起来，她的经历不比你更顺利。她还清楚地记得奶奶与爸爸吵架，受了羞辱的爸爸把只有五六岁的她扔进池塘里的场景。这样的创伤在一个幼小的心灵里会烙下什么样的深印？常人无法理解与想象。在疗愈个案中，我请她与父亲、祖先们连接、和解，尊重与臣服，把生命放到更大的背景板上，去同理这些因为无明而盲动的生命。同时，也去看见、理解每个人都有的局限。

在疗愈的过程里，她使尽全力喊出堵在喉轮里已经许久的话：爸爸，我恨你！我恨你！我恨你！充满愤怒的声音几乎震翻楼顶。我想这句话也是你正想喊的吧？可是，当她声嘶力竭、浑身瘫软后，我引导她喊出的却是：爸爸，我爱你！爸爸，我想救你！案主泪如泉涌，泣不成声，这两句话才是埋藏很深的真实心声。于是，那个因为连生三个女儿，在家族面前抬不起头、经常被羞辱，一生沉默寡言，木讷内向，只能以暴力还击的可怜父亲被理解，被看见，被还原，被尊重了。这时，交还父母命运的仪式才能顺畅地完成。

改变，只有当你再也不想在旧模式里轮回时，才会发生。

也只有，在你愿意看见你内在对家庭的忠诚与爱时，才能找回自己，回归本位。

祝福你！

相信这一天很快就会到来。

 舍不得妈妈受苦怎么办

我妈妈每天都忙忙碌碌的，很少看到她闲下来，操不完的心。在我的脑海里妈妈总是在为丈夫做事，为哥哥和我做事，唯独不为自己做事情，到了我家妈妈还是要拖地，帮我洗衣服。这让我很心疼她，心里很有压力，有时感觉强烈了还会很生气。我该怎么办呢？

A 回家，对妈妈说：亲爱的妈妈，我把属于您的命运交还给您。我尊重您的命运，理解您的选择，接受您本来的样子。在我家里，您不需要替我做家务，我是成年人了，自己可以完成。亲爱的妈妈，感谢您给了我生命，您受的苦不会白费。我回报您的方式是把您的爱传给后代，传给周围更多需要帮助的人。我会继续孝顺、赡养您，请您不用再操那么多心，请您不要因我们而活，不为我们而活。请您安心快乐地为自己而活吧！我们全家都支持您！

怨恨又心疼妈妈怎么办

在我慢慢接触心理学和灵修的书籍后，意识到我如今时而自卑，时而自傲，爱嫉妒，爱攀比，没有自制力，缺乏安全感等等很多的缺点都是幼时妈妈的畸形教育导致的，因此开始怨恨妈妈，经常和她生气，看见她难过又觉得自己不孝，我该怎么办？

 剪断和妈妈间仍然连接着的心理脐带。尽管，这会痛，但，长痛不如短痛。

把妈妈的命运交还给她。她是大的，她可以为自己的命运负责。她的那些"畸形教育"并非她蓄意而为，只是因为她的局限。

你，继续孝顺、赡养妈妈，尊重她的命运，放下对她的怨恨，理解她的局限，接纳她本来的样子。同时，为自己的生命负责，承担自己的命运。看见自己的阴影面，接受并拥抱它。

允许自己像花一样绽放。

如何帮助家人走出困境

父亲重病，弟弟将上大学，家中急需用大笔的钱。我心里特别着急，可是大学毕业后我考上了事业单位，虽然稳定但是工资不高，家人都不同意我辞职去从事比较挣钱的行业，每次一提起，家人就要翻脸。我该怎么帮助他们又不让他们伤心呢？

 也许在家人的心里，稳定比钱更重要。

你怎么敢肯定，辞职就能赚到更多的钱呢？

帮助家人，尽力就好。急需的钱，总是有办法可以解决的。

需要注意的是：不要把全家人的命运都扛到自己的肩上，拯救者是家庭里最辛苦又最招致怨恨的，一旦你站到了拯救者的位置上，其他人的成长权利便被剥夺了。而你，就会坠入越帮越忙，费力不讨好的境地，甚至整个家也会有乱成一锅粥的局面出现。爱他们，却不为他们负责。此即界限。

绝大多数家庭都有韧力（family resilience），当困难来临时，家庭有一个新的整合与适应的契机，可发展出内在更强大、苗壮的生命力。

各归其位，信任每一位家庭成员，互相协助、支持，施与受平衡，即好。

如何从与母亲的能量纠缠里解脱出来

我已经是30岁的成年人了，但始终在意母亲的评价，无论积极还是消极，把自己"完全交给"了母亲，会因为她的好恶而动摇自己的决定，甚至是对某个人的感受，我能感受到内在的挣扎和想摆脱的力量，我很想好好地做我自己，不想在能量上被牵扯，我该怎么做？

A 分离时，"痛苦"是最重要的感受，只有经历这份痛，才可能真正地分开，成长。如果不接受这份痛，只会把自己困在纠缠的困局里，不能自拔，那是一个孩子不能为自己负责的表现。

请感受内在的挣扎与想摆脱的力量，看着妈妈的眼睛，真诚地对妈妈说：亲爱的妈妈，作为你的孩子，我没有办法去承担属于你的命运。请你理解我，我也有自己的命运需要去承担。

在我的心里，你是我最恰当的母亲，我的心里永远有你作为母亲的位置。也请你在心里，为我留一个孩子的位置。我把你对我的评价也完全地交还给你，它属于你。我收回自己对事情的决定权、选择权，同时，我会为自己的决定和选择负责。我是成年人了，我可以做到。我相信你会理解我！

亲爱的妈妈，如果我能健康、幸福地活下去，请你允许我，祝福我！如果我活得跟你不一样，也请你理解我，支持我，允许我！

谢谢！

6 生活迷茫，是否和原生家庭有关

我从小和父母的连接就很少，童年是在爷爷奶奶家度过的，后来读寄宿学校，我一路跟着自己的感觉，想做什么就去做。可这么多年下来，我发现自己就和父亲的生意一样，一直在原地打转，根本不知道自己想做什么。在家庭里，我对父亲的很多观点都不赞同，而母亲却总是制造焦虑。我和家庭之间好像有着很深的隔阂，要想走出迷茫，是不是需要和家庭和解，我该怎么做呢？

A 亲爱的，你能做的当然是与家庭和解。

父母对你的最大恩德就是带给你生命，这一点，已经足够。他们是你最恰当的父母，在心里，为他们留一个父母的位置，也请他们给你一个位置。

同时，感谢你的爷爷奶奶，谢谢他们代替你的父母照顾了你。

去与自己的祖先们连接，跟这个家族连接，跟原生家庭连接，与自己的生命之源连接上，才可能寻回自己的内在力量。

等重新找到电源插头，你身上的能量就会源源不断，你会变得活力四射，充满自信。生命的方向也会越来越清晰地呈现在你面前，你会非常清楚自己要做什么，也会看清工作—事业—志业的朝向。

当你没有与根连接，只会像浮萍一样，随波逐流，被动地受外界影响、变化。更多的时候，会在涟漪与乱流中，原地打转。身陷迷茫时，想去追逐所谓的成功目标，也只会有心无力，欲速不达。

当你寻回内在力量，一切都自然清晰地呈现，水到渠成。你会发现，达成目标，原来是件轻松、不费力的事。

祝福你早日走出迷茫！

不想重复父母的模式

父母都是没受过教育的粗人，大部分亲戚也都是。他们对我的要求非常严格，非常"法西斯"，我的言行都必须符合他们的要求和想象，久而久之，不敢去沟通，又不想重复也不可能重复他们的人生。我该怎么办？

A 众生无一不追求离苦得乐。你的父母和亲戚都不例外。他们把改变人生际遇的希望寄托在你身上，才有了那么多"法西斯"的行为和要求。把生命放到更大的背景板上去看待，对他们说：我尊重你们的命运，理解你们的局限，我明白你们都是因为爱我，关心我，才提出这些要求，我会把你们给我的爱传下去，同时，请允许我活得跟你们不一样。谢谢你们！

如何摆脱从父母那里继承的行为模式

在进入亲密关系之后，我发现自己很多行为模式和母亲很像，比如冷战，以及其他很多处理问题的方式，几乎都是从母亲那里继承来的。可是这股力量又很强大，似乎无法消除。我该怎么样做，才能摆脱从父母那里继承的行为模式呢？

A 亲爱的，你可以试着用一张纸来做个作业，凭直觉分别写出父亲母亲的十个特点，然后写出你自己的十个特点，把跟他们重合或类似的特点勾画出来，你就很清楚地可以看见你和他们行为模式的相像处了。

相像并不是什么问题，所以，我想还用不上"摆脱"这样的词语。生命就是这样代代相传的。你是父母的孩子，他们是你人生最早、最主要的老师，正因为这些传承，你才成为你。只是，在有些方式上，有了觉知后，你可以加以改进，可以跟他们不一样。所以，请闭上眼睛，对眼前的父母说：亲爱的爸爸妈妈，我很高兴，成为你们的孩子。你们是我最恰当的父母。我知道我身上流着你们的血液，也有很多行为模式跟你们相像，如果有些部分，我想做些改进，请你们允许我这么做，如果我活得跟你们不一样，请你们祝福我。

然后，跟随你自己的内在，活出自己吧，不用摆脱，只是改进、调整。仍然以冷战为例，母亲用冷战让自己处于冻结麻木状态，不去感受痛，当然也感受不到喜乐以及其他感受，这是一种封闭的自我防御机制。你可以不这样，可以不用冷战这种伤人害己的方式来处理问题，也不用身陷情绪里，被它掌控。每当情绪生起时，看着它，试着用量化的、客观的，不带任何指责、批评、抱怨的语言、语气、语调来陈述这股闷气的形状、大小、置于身体何处、给自己带来的感受……如实如是地与勾动了这股情绪的对方沟通，不添油加醋，无限演绎，你会发现这样抽离、客观的非暴力沟通，会让大家都轻松自在，连接得更为紧密无间。

　　祝福你！

我是女性 ——写给女汉子们

    每次我带领的关系工作坊、整合个案中，都会有一个环节，介绍自己，其中有一个性别的自我认同部分，需要发自内心地说出：我是 **X** 性。在我的观察里，男性说此句时，障碍较少，部分女性学员或案主要轻松地说出这句话，却很难。

    每个人的生命经验如此不同，但在社会潜意识，集体潜意识里的某些部分，却如此雷同。

    在我的女性案主或学员里，有生命极端的经历，比如被奶奶扔到水池里准备淹死、大冬天被家人扔到路边准备让孩子冻死、被母亲单手吊在枯井里"教育"、被送往别人家寄养、被亲人卖掉……

    惨痛极端的经历造成的伤害可想而知，她们的生命蜕变必须在接纳、尊重、臣服命运的前提下，在愿意探索自己内在时才能发生。而这，是需要相当大的勇气与决心的，不再活在自怜里，不再扮演受害者。责任外化、对立冲突是简单容易的，而放下、臣服、尊重、接纳却是困难的。

    在更多的女性案主或学员里，出生时被期待是男性，原生家庭里没有男孩子，或者，家族成员在潜意识里深埋着"男尊女卑"的种子，都会让女性在这些动力下逐渐成长为"女汉子"。

女汉子的极端表现是女同性恋中的"T"角。与其说她们是同性恋，也许，她们被称为"易性恋"更为恰当，她们有的去做变性手术，有的有自己的"老婆"；以这些方式，她们满足自己内心深处"生为男性"的渴望。不是她们有心做出这样的选择，通常是由原生家庭里父母的错位、对抗、冲突带给孩子的性别定位上的混乱造成。

"T"们最极端的例子是青春期时用布勒平自己的乳房，禁止它们发育。而更多的"女汉子"最常见的身体表现是痛经，以及子宫、阴道、乳房等与性相关的各种炎症，甚至恶性肿瘤，椎体部分也时有突出或痛点。体形部分，短发、脊背厚实、僵硬、膀大腰圆等抹杀、淡化女性特征的"中性人"不少。更大部分的"女汉子"却外表柔弱、无力，貌似温婉，内在却刚强无比，心如坚冰。她们非常清晰自己的人生定位：不比父母养个儿子差。一定要出人头地，让他们以己为傲。

欲与男性"试比高"的历程总是那么艰辛曲折。"女汉子"们走上了只许成功，不许失败，救赎父母、家族之路。她们拼命学习，出类拔萃，靠自己的能力赚取金钱，为父母和家人营造好的物质生活环境，或者，安排自己的亲朋好友都围绕在自己的"事业圈"内，一人得道，众亲受益。记得一案主说：我心里也不平衡，我赚了好几百万，把父母从农村接到了城里，买了房，有了车，虽然也听到他们在背后夸我，我心里却有说不出的苦。人家的80后都是父母给孩子，我倒好，是我来给父母。这是一个弱化父母、拔高自己，站错位置的"女汉子"，在疗愈过程里，她经历了挣扎与纠结、停滞，她卡在勇于扛起父母重担的"责任"里，错站到了比父母更高的位置上，起先，她始终不肯放下自己身上的父母命运的重担，生怕他们太弱小，无力为自己的生命负责。当她终于决定放下时，发现父母都露出了笑脸，当她退回到女儿的位置上时，父母回到了自己的位置上，靠近了彼此，甜蜜地相视而笑。灵性家排中的这一幕让案主很意外，她一直认为父母关系不好，势不两立，她一直试图做小法官。她忘了，那是出于一个孩子的角度与眼光。这个成见让她痛苦至现在，她抱着自己年幼时的臆测，一直不肯撒手，为了这个成见，为了这个错误的位置，付出了自己性别认同错乱、无法建立稳定亲密关系、身体健康异常等代价。好在，她疗愈了，可以活出完全不一样的人生了。

另一位案主今年已经31岁，父亲还像小时候一样，称呼她为"儿子"（家里只有四个姐妹，没能生出儿子）。这让她非常抓狂，愤怒，无法处理自己的亲密关系。同时，她成了全家人的主要经济来源，她的收入要养活全家。这样的重负，让她喘不过气，也让她成了家里其他姐妹的众矢之的，她

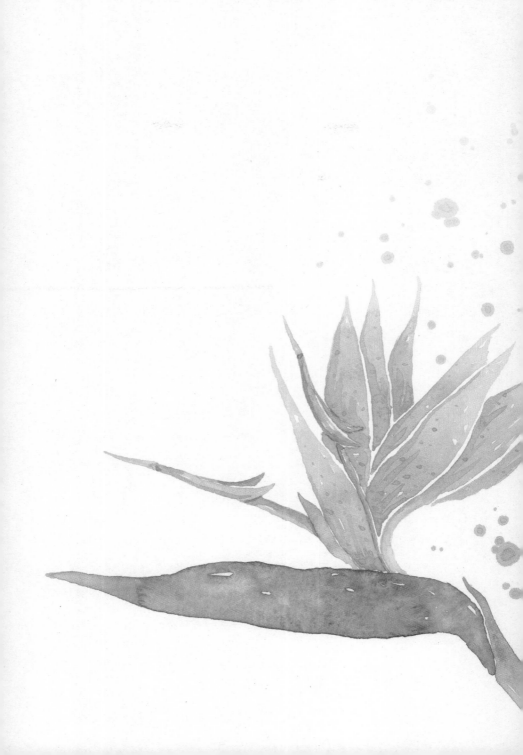

们对她也有说不完的、因内疚而生的愤怒。亲密关系里，她也无法把自己完全地当个女人来投入。灵性排列里，跟自己的祖先、父母重新连接，让生命源头的力量传递到这个后代身上，请祖先、父母都允许、祝福这个后代可以不再重复家族的命运，不再遵从男尊女卑的选择，可以活得跟自己不一样，成为她自己。后来的疗愈里，又让她经历重新出生，改写生命剧本，重树自信，强化自我性别认同。当重新出生的她成为众亲人期待的女孩子时，她感动得哭了，为那些欢迎、接纳她身为女性的爱的眼神，为那些包容、温暖的亲人怀抱，她终于可以让自己像女人一样地活着了。

个案结束半个月后，她说，分手已经近一年的男友神奇地回来了，而之前，她发疯似的找过他，他却音讯全无。荣格的"同时发生性"又一次发生了。

单亲家庭里的孩子也容易成为"女汉子"，尤其是与母亲相依为命的女孩子。她容易成为母亲的情绪垃圾桶的同时，还容易去扛起拯救母亲的大旗。有位13岁的案主，青春期，却长出了男孩子的模样，她的任务是上街当母亲保镖，上床替母亲暖脚，每当情绪失控时，她只有在自己的身上划刀口。她从不敢向母亲发火，因为长不大的母亲活在孩童状态里，除了控诉父亲如何混蛋，就是数落自己是因为孩子再没找伴，让孩子内疚自责……当母亲带着孩子前来自在园做个案时，我给母女的建议是：共同疗愈。否则，当母亲仍然停留在孩子状态、不愿长大时，孩子无法只做孩子，她必然要冲上前去，替母亲挡风遮雨，呵护有加。而这些，对于一个孩子来说，太难了。担子，太沉重了。我从来不信那些上来就说"老师，我孩子有病，治治她吧"这样的家长，我通常会建议他们自己先疗愈。

我自己也曾经是"无所不能"的"女汉子"；就像女朋友开玩笑说：每一颗钉子都是自己赚钱买的，从来也没见过伴侣的工资卡。为了证明自己不比男孩子差，我们物化自己的奋斗目标，被原生家庭长久牵连，为站错位置而身心俱疲。我们强化在亲密关系里的独立地位，而通常这样的强势，会带来伴侣的失衡，不是出轨，就是怨恨、对抗，以致疏远、隔阂。当我们真正重新回归到女性位置时，能像月亮一样滋养、包容、支持对方时，亲密关系才能走上一条和谐长久之路。

"女汉子"最大的伤害对象是孩子。因为对自己的严苛，高标准的完美倾向，生为"女汉子"的孩子很累，很有压力。男孩容易被"阉割"；女孩容易内化复制母亲，成为"女汉子"二代。

"三八"节前夕，想起自己曾经的生命状态，想到这些女性案主与学员，特地写下这些文字，作为节日礼物，送给亲爱的她们：

请心怀臣服与接纳，退回自己的位置！
请心怀尊重与接受，交还父母的命运！

请心怀感恩与感激，谢谢伴侣的陪伴！

请心怀慈悲与关爱，让孩子安心做孩子！

请自豪地向世界大声宣布：我是女性！

祝福亲爱的你们都如月般温柔和婉，如花般绚丽绽放，找回自己找回爱！

9 如何处理与父母的对峙

目前正在与父母对峙，过去一直不敢说的话，父母对我童年某些经历的处理给我造成的伤害，通通跟父母爆发了！后来父亲向我道歉了，但又怎样呢？道歉就算完事了吗？这段时间不愿见他们，搞得他们也不知道该怎么办。

A 对峙再久，你也无法否认一个铁定的事实：父母带给你生命，你经由他们的管道来到人间。这个是你此生能收到的最宝贵的生命礼物了。珍惜它，传承它，漠视它，还是毁掉它？由你决定，同时，你也必须为自己的选择负责。这就是人间的游戏规则。

也许你的父母不如其他的父母那么完美、贴心，但对你来说，他们却是最恰当的父母。

尊重他们的命运，理解他们的局限，接受他们本来的样子。我只能如此建议。父亲向你道歉了，真是位不可多得的好父亲。已经居高临下、错处高位的你还不依不饶？让自己学着长大吧，不再以赌气撒娇的孩子眼光、视角来看待父母，不再抱着自己十岁前的成见来报复日渐衰老的父母。臣服与尊重，是你唯一可以做的。生命之河总是这样滚滚向前，代代相传，他是大的，你是小的。他给予，你接受，并传递给后代。

当你可以以一个成年人的眼光来真正看见父母，理解他们做了当时最好的决定与安排时，你会发现：终于自由了！

祝福你们全家！

如何面对童年的不幸

　　我发现了生活中自己的问题，然后看一些书和资料，知道了自己的问题来源于童年的经历……但是问题还是在那，甚至有时候成了自己不幸的理由了！我该怎么做？

　　"童年不幸"？是的，问题还在那，可是，你现在已经长大，可以从成人的角度重新来看待这个问题了。

　　不是吗？

　　从"受害者"的角色里脱离，在承认自己有过童年创伤的同时，把生命放到更大的背景下，去看见那些"不幸"都是你成为今天的自己的宝贵财富与资源，它们是你成为自己的有力动机及强大的驱策力。去看见造成你不幸的亲人，他们也并非想成为那样伤害、破坏你童年的人。看见他们也没学会爱，也不知道如何去表达。甚至，他们当初那样让你"不幸"，内在动机居然是"爱"与"保护"。他们已经做了当时最好的选择与安排。试试，去换下你的灰色眼镜，换上透明镜片，看见这些。去庆祝自己健康、勇敢、坚韧地活了下来吧。

　　也许你习惯了紧抓这些记忆，没关系，寻求专业人士咨商、清理、疗愈、放下、穿越，拥抱那个受伤的内在孩童，让他与你一起，放下怨恨，接受父母给自己最宝贵的礼物——生命，无条件地尊重父母当时所行使的责任，所做的决定，放下对父母的期待与要求，承认自己是父母的孩子，是小的，无权干涉父母的决定。让自己在潜意识里改写生命剧本，换下老戏码。

祝福你！

如何处理因亲人抑郁症带来的负面情绪

我弟弟有抑郁症，但他不肯吃药，伴随着有一些暴躁的行为，这让我们全家都陷入悲伤的情绪中，已经好多年了，我也知道这种负面情绪能量很强大，但不知道如何改变，我觉得好累，有时会莫名地胸口闷到想哭。

A 当一个人身陷沼泽时，唯一可以救起他的方式是：站在岸上，拉起他。而你们全家采取的方式却是：集体沉入沼泽，与弟弟共苦。这样的方式，当然无法自救，更无法救起别人。

所以，要想让弟弟康复，你们必须先回到岸上。

对弟弟说：我尊重你的命运，我尊重你的选择，我爱你，我会帮助你，但不去承担属于你的命运。

祝福你们！

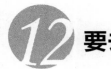 **要去寻找**亲生父母吗

意外地知道自己的父母其实不是亲生父母，头脑一片空白，好像生命连接的线忽然断了，世界也变得没有任何的意义。我不知道自己该何去何从。在这种情况下，我该怎么办，要去寻找自己的亲生父母吗？

 首先，跪在自己的养父母前（或向他们鞠躬），感谢自己的养父母：谢谢你们代替我的亲生父母照顾了我！

亲生父母，依照你的内心动力，看见你的真实愿望，自己去选择，做出找或不找的决定。

如果没有找到，请在冥想中跟他们连接（如果找到，请当面跟他们连接）：感谢你们给了我生命。我尊重你们的命运，理解你们的局限，我相信你们做了当时最好的选择与安排，我接受你们本来的样子，我也相信你会为当初离开我的选择负责，并付出代价。你们是大的，我是小的，在我的心里永远有你们作为父母的位置，也请你们在心里，为我留一个孩子的位置。谢谢你们，我爱你们。看见亲生父母身后站着家族的祖先们，对他们说：我是你们的后代，身为你们的一分子，我很荣幸，我尊重这个家族所有的发生，我尊重每一位的命运，我会把你们给我的生命和爱传下去，我用这种方式来回报你们曾经所有的付出，我会用自己的生命去服务更多的生命，我用这种方式来荣耀你们的生命。如果我能幸福、健康、快乐地活下去，请你们允

许我、祝福我!

同时,对自己说:我健康地活下来了,我看到自己身上这股强大的生命力,我是有力量的人。

做完这个连接,去感受一下自己身心的变化与反应。有暖流在你的身上流动,那是来自祖先、父母的能量,有根的感觉,跟生命源头的连接,会让你更坚实地走在人生之路上。

祝福你!

13 **我非常害怕**爸妈会不在了

我特别害怕死亡,尤其害怕把这个念头加在我爸爸妈妈的身上,我特别害怕他们突然不在了。这种念头突然出现的时候,我会特别恐惧,这种纠结自责恐惧伴随了我 10 年,我到现在还会想。尤其是当我看到有种说法是自己的念头会吸引相应的能量时,我就更恐惧了。我不知道该怎么办了。

亲爱的,你能看见这种恐惧,非常好,这后面有很深的分离焦虑,建议你可以寻求专业人士的支持陪伴,清理、疗愈这一部分。去掉那些对死亡的加工、渲染、延展的念头,掸掉蒙在镜子上的灰尘,让你真正看见让你恐惧的不是死亡本身,而是你对这份关系的执念和紧抓。

同时，你可以把这种恐惧转换成一种正向的能量，可以更珍惜与父母相处的每一时每一刻，只是，在与他们相处的每个当下，都带着尊重与感恩的心。这两个人，带给你生命，这是你花一辈子时间也报答不完的。你能做的就是把他们的爱传下去，传出去。

死亡，于任何人而言，都是不可避免的。正如我们无法控制我们身上的血流量、呼吸、心跳一样。从生到死，是万事万物的自然规律。而死亡，你可以看见，它只是生命存在形式的转换，就像水、雨、雪、霜、雾……本质上，它是相续的，形式上，它被我们二元对立的心区别开了。死亡，并不真正存在。

我们与父母在这个人世间相聚，定有后面的深意，它是因缘和合的相遇，以物质的形式。而我们与父母更深的连接却在心灵层次。即使有一天，他们的身体消失了，但我们深知，他们一直活在我们里面。想想看，你的身上流着他们的血液，你的心里留着他们的位置，你的行为流露出他们的痕迹……他们真的死了吗？

同样，你也可以把这一切传给你的后代。
生命之河就是这样滚滚向前，奔涌不绝的。
生如夏花之绚烂，死如秋叶之静美。一样的美。不是吗？

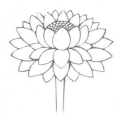

第三章

臣服尊重——家族、故乡

如何陪伴亲人走完他生命中的最后时光

亲人得了不治之症，生命已经开始倒计时。如何才能让他在生命的最后时光里过得开心，过得充实？

A 善终，是生命画句号时最好的过程与结果。

得了不治之症的亲人，他同样希望被作为一个正常人般尊重与支持，而这些尊重与支持，是我们作为亲人应该用心去做到的。

当我们对死亡心怀恐惧，焦虑不安时，对病中的亲人是一种更大的刺激，他会无所适从，会内疚，会抗拒，会自卑，甚至自弃。

给病中的亲人最好的礼物，无疑是真心流淌出的关心与爱，放松且宁静。不过紧、不强迫、不远离、不漠然，让亲人感觉到心与心之间的连接，舒适且自然。

任何回避与隐瞒都是对病中亲人的不尊重。

在亲人的最后时光里，我们要经常对亲人表达对他的感恩、感谢，跟他一起回忆生命里的美好时光，陪他多跟大自然接触，感受成住坏空的生命规律，让他知道：我们每个人都在这条通往死亡的路上。我们也许会在这世上多停留一些时间，但我们的心里永远会给他留一个位置。我们可以跟他一起来记录并处理身后事，坦诚且自然，让他安心、放心地离开。

如果因缘成熟，可以给亲人送一些佛教音乐或书籍，如《西藏生死书》等。

如果他能皈依佛法，就会明白轮回与因果，就会消除对死亡的恐惧与担心。

而作为亲人，我们除了陪伴以外，还可以用放生、祈祷，或者用零极限的方法来为亲人尽爱心，让他最终能在安详、平静甚至喜悦中离开人世。

如何才知道去世的奶奶过得好不好

我最近梦见我死去的奶奶了，也不是梦见，就是在梦里特想她，希望她能来我梦里找我，真的有另外的一个世界吗，我怎么才能知道她过得好不好？感谢您的回答！

A 亲爱的，我本人是佛陀弟子，我是相信轮回的。所以，奶奶离开，只是去换件衣服罢了，就像冰、水、云、雨、雪一样，存在形式不同，而已。

对奶奶的不舍，我完全理解。如果奶奶没有牵挂地离开，不是更好吗？

你希望她回来找你，这样的话，她也无法安心离去。你要看见，这个希望，是出于对奶奶的爱，还是自己自私的期待？

如果你想知道她过得好不好，当然有办法知道的，待你因缘具足，参加工作坊和个案都可以与她连接。我坚信：亲爱的奶奶最开心的是你在人间过得好。

所以，尊重奶奶的命运，感恩奶奶曾经对你的爱与付出，带着爱，让她去到她应该去的地方，仍然是我能给你的最好的建议。

同时，对奶奶说：我在这世上会多停留一些时间，会多做些好事来纪念你，等我的时间到了，我们会重逢的，亲爱的奶奶。

面对怕死的父亲，如何应对

八旬父亲住在医院，指标全部正常，但天天被死亡阴影笼罩，不敢睡下，生怕自己睡着之后不再醒来。怕死的焦虑感染全家人，大家都被弄得心神不宁，不敢开心，不敢休息，面对一个不肯躺下、听不进任何劝告的父亲，不知如何是好。

A 找到你父亲可能接受的和缓疗愈方式，既不让他反应过激，又让他身心松解。是的，对于这样一位怕死到不肯躺下的老人来说，大家的确也无计可施，也许一些自然泛音、颂钵之类的音乐能缓解他的焦虑与紧张。任何的强行施治，可能都会招致抵抗，适得其反。

我看见周围几位朋友的父母也有几乎同样症状，对死亡严重地抗拒、焦虑、恐惧，想方设法探儿女口风，很想知道自己死时的"待遇"和死后被处置对待的方式。

某些地方，老年人不过生日，为的是，让阎王忘记召唤自己。

这样的事情，也许听来可笑。事实上，我们笑不出来，只有悲、哀。直到死亡，恐惧仍然掌控着我们。

我们都是被吓大的，从在娘胎里开始。"狼来了"、"鬼故事"、"坏人抓小孩"、"骗子满天下"……这些故事伴随着我们的成长历程。我们在颤抖与不安中,"惊悚"地度过我们生命中的每一天。

不安、怀疑、害怕、愤怒、恐惧这些情绪像附体恶魔一样,时时侵扰,常常纠缠。对未知的恐惧,让我们不知所措。我们不知道死亡后,肉体消融后的我们,会去哪里?我们更不可能得到确认死后会发生什么事。

众生因缘不一,面对死亡,也有截然不同的态度。我想起在尼泊尔、印度、不丹,见到的那些神情安详、平静迎接死亡的老人。有一次,在加德满都帕斯芭特神庙旁,看印度教火葬仪式,站在我旁边的一位老人自言自语:每个人都一样。我与他相视一笑。他眼睛里的从容与淡定,让我看见他对死亡的尊重与接纳。

最初,促使我深入佛法的原因很简单:死后的父亲去了哪里?对这个亲爱的人的去处让我生起探知的执念。是佛法,让我了解、放下、安然接受。

这些年的藏地之旅,除了让我更深地理解佛法的要义,同时,也看见藏族人对死亡的态度。朋友洛桑说:"藏族人是带着希望离开的,汉族人是带着恐惧死去的。"此话不假。在拉萨见过朋友家久病在床、快 90 岁的老阿爸,每天,只要有力气,能坐起来,便是摇动转经筒、持咒诵经。有时痛得坐不起来,他就躺在床上,默念。安详、宁静、坚定。

死亡，并不会因为我们抗拒、恐惧、焦虑，就绕道而行。

每个人，此生，都以它为终点。而不管你如何逃避，如何拒绝，如何惧怕，你都会以一种合适的途径走向它。

如果临死，仍然活在累世习气里，对此生的使命不知不觉，那此生，真的就算白来了。

了生死，超越轮回，是我们的终极目标。

每一生，每一世，每一步，都更靠近这个目标。

要放掉对死亡的恐惧，唯有明白、确定：死亡并非终点。

流逝就是生命，生命的开始就已经活在死亡之中。

成长最好的环境是什么样的

　　有时候面对一些让自己痛苦的情境，比如一个工作环境或一段关系。我不知道这时候应该在这样的痛苦里修炼自己去接纳，还是离开去更好的环境？令人痛苦的环境，可能会让自己内在成长更快，但一些更好的环境，可能会让自己的外在发展更好。这时候，我该如何选择呢？

 　　人生，永远都是在不停闯关中。如果这关没过，换个环境，这关还会不断被重现，不断 NG。精神分析讲的修通，也在此理。

　　更好的环境，只能提供更好的工作、生活条件，并不会让自己的外在发展更好。生命，是由内而外的展现。万法唯心造。

　　最好的环境，于每个众生都是不一样的。更何况，根本就没有"最好"，只能是：刚刚好。由你因缘、业力决定的刚刚好。而已。

　　当下发生，当下接纳、便是"最好"。

不愿意承认自己的农村身份

　　我今年大四，家住在农村，虽然家境一般，不是很贫穷，但是我心里一直对农村有很大的偏见，我都不想承认这个身份，怎么放下？

A 中国人三代以前几乎都是农村人。

　　先说说你对农村人的偏见吧：自私、狭隘、受教育程度不够、粗俗、鲁莽、功利、琐碎……相信你还能列出好多缺点，如果你不爱他们。

　　把这些缺点套在城里人身上，发现也很适用。城里虽然有星巴克、肯德基、3D电影院、大型购物中心、体育广场……物质的高度丰富，也不能抵消人身上的这些毛病。即使，你爱他们。

　　说到底，你对农村的偏见，源自于你认同了主流"金钱至上"的价值观，或者你认为农村无法给你提供自我价值实现，也就是所谓"成功"的机会。是的，农村无法，至少目前无法提供给你更多的教育、医疗、商业等资源，也无法给人提供更多的就业机会。加上社会上长期形成的对农民的轻视，甚至蔑视，也会让你因生在农家而自卑。冲突与挣扎，除了让你"怀才不遇"外，还容易"愤世嫉俗"。更深层的潜意识里，也许还埋藏着对父母的不接受。

如果你不想承认这个身份，你只能在苦海里沉浮。这个苦海，在你的心里。

假如你喜欢阅读，推荐你读路遥的《人生》，你从里面的高加林身上也许可以看见自己。虽然时代已经不同，但相信，你仍然会有所感悟。

如果还有兴趣，你也可以读读我的博文《没有根，就没有幸福》，多说一点关于我自己的故事吧，也许你可以明白一点什么。

我现在住在一个地道的农村里。每天除了功课、写作、个案和工作坊外，就是种菜、植树、打扫等，地道的农村生活。

我不是农村人。我生在城里，父亲从小对我灌输的理念是："不好好学习，考不上大学，以后就去当农民。"

看起来，父亲对我的催眠是完全成功的，虽然他用了一种诅咒式的负面教育方式。尽管我上了大学，也有过好几份相当不错的"好工作"，但我都放弃了，当我过上真正的农民生活后，却非常开心，每天都充满喜悦。

我热爱这里的每一根竹、每一棵树，每一朵花、每一块土地，每一个人，每一只动物，我友善地与周围的环境、人、物相处。我发自内心地尊重他们，我欣喜地看见农民们，他们有那么多的优点，懂那么多书本上没有的知识，有那么多的生活智慧……

更何况，他们不被雾霾笼罩，不受地沟油残害，不吃垃圾食品……在村里，我也没看见过抑郁症、焦虑症患者。他们每天都依循着天地自然规律，遵守老祖宗传承下来的风俗，依据着村规乡约作为自己的行为准则。

每天喝山泉水、吃五谷粮、食有机新鲜蔬菜，早上总是被鸟叫醒，这样的生活，是多么幸福。你不觉得吗？

人，其实需要的不是那么多，知足就可长乐。如果不被"功成名就"、"衣锦还乡"的欲望勾牵，不被"农民天生低人一等"的偏见捆绑，你，也许可以睁大双眼，重新看见生你养你的土地，看看那片土地上的人们，感受到祖祖辈辈传承下来的血脉骨气，体会到父母舐犊情深、把生命传给你的恩情。

有了他们在你身后，你走向未来的路，会更加坚实有力。不管你选择留在农村，还是奔赴城市。记住，自己身上流动的是祖先、父母的血液。农家子弟，不是你的低贱烙印和诅咒，它是你成为自己，打开更大生命格局的宝贵礼物。

祝福你！

如何在日益恶化的环境中生活

　　周围的环境，尤其是近期的空气质量明显恶化，这些都会给人的健康带来直接的影响。在这样的一个环境中，我们能否做些什么来减少环境对健康的影响，还是只能被动地接受？该以何种心态来看待？

A 这几年，我一直住在山上，修行、务农、写作、亲近大自然，过着原生态有机低碳生活。村里有家台湾人开的餐厅。老板娘高女士是台北城里人，以前没见过树叶生、灭。刚来时，因山上昆虫多，吓得她门窗紧闭，神经脆弱，每天穿衣服、洗澡都紧张不安，生怕被虫子们侵扰。后来她回台湾休假，与一学生物的朋友聊天，朋友说："本来就是你去侵占了人家虫子的地盘，你还怕它们？"

　　是啊，本来就是我们侵占了它们的地盘，它们找不到山林、树丛间的家了，那些原本香甜甘润、它们赖以生存的植物无处可寻了，只好瞎闯乱撞到人类的空间里，凶多吉少，杀虫剂正在等着要它们的性命。

　　越来越多的森林、草原正在消失，越来越多的土地上矗立起钢筋水泥的丛林，越来越多的矿产被刨根挖底，越来越多的水资源被污染……

　　人类的贪欲正在毁灭这个地球。在中国，看见一只动物，我们的第一反应也许是：它可以壮阳还是滋阴？它可以养颜还是补气？它适宜红烧还是清炖？看到一棵植物，我们的反应仍然是：它有什么药用价值？收藏价值？观赏价值？为我们所用，对我们有用，功利的心让我们产生金钱至上的物化价值观。如果我们能用一颗平静、美好、无造作的心来观察周遭的一切事物，就能在和谐宁静中，与它们平等共存、自然连接。

我们如果能够克制自己无穷尽的贪欲，正如那句正在流行中的广告词：没有买卖，就没有伤害。那么，残杀动物时产生的恐惧、愤怒、怨恨、暴戾之气就会越来越少。如果我们明白：即使身家上亿，你仍然只有一日三餐的饭量；即使拥有几十处房产，每晚睡觉时，你仍然只能占据一张床，其余多出的部分只能是浪费、耗损资源。我们应该看清，我们不停歇的造作的心，那些想获得满足的欲望后面只是我们内心的匮乏、自我价值的贬损，大多并非真正所需，拥有它们，也并不代表着我们就是被人肯定、赞美、艳羡的"成功人士"。

浪费就是损福报。

村妇生活让我看见：人类在贪欲强力的驱动下，自己把自己逼到了难以转身的墙角。

村里人每天跟着太阳转动，日出而作、日落而息的"古代"生活，需要真的很少，自给自足可以实现。这里没有什么抑郁、躁狂、焦虑、失眠……

对待日益恶化的环境，我们可以主动行动，而非被动适应，我们先从自身做起，减少浪费、减少无意义的贪欲，减少对大自然的破坏，减少对肉食的依赖……再用自己的行为影响到家人、朋友、同事，涟漪效应，用生命影响生命。

现在正在流行中的"断舍离"，让大家断除贪欲，很好。当越来越多的人行动起来，你会看见奇迹。

 大城市和小城市的抉择

我是一个大学刚毕业的应届生，在找工作时遇到了困惑。留在大城市的话呢，可能非常辛苦，也看不到出路，但是大城市毕竟拥有广阔的发展平台，和多元的文化。去小城市的话呢，会生活得比较安逸自在，但是机会相对也就少了很多。

 按照能量守恒法则，付出与得到通常都是成正比的。正如你已经设想过的那样。

大城市有多元的文化，有广阔的发展平台，有丰富多彩、跌宕起伏的成功模板，有一夜暴富、天降金雨的土豪传奇，有歌舞剧院、博物馆，有摩天大楼，有时尚潮流，有外资企业，有完善周全的公共设施……当然，大城市也有比小城市更多的雾霾、空气污染、拥挤的交通、嘈杂的人流、四处埋藏的"潜规则"，高昂的房租、居高不下的物价、永远吃不到头的盒饭，还有地铁上呵欠连天、被倦意笼罩、脸色青白的亚健康人群，蜗居在一套公寓里的"白领"们，更别提只余梦想与虚荣，宁愿饿死在大城市，也不愿意返乡丢面子的"蚁族"、屌丝们……远离亲人，远离家乡，浮萍一样的无根生活，身心孤独无疑会是最大的杀手。如果混不出个模样，每年春节，将是身处大城市游子们的愧疚、自责高发期。如果混出几分本事，每年春节，将是在家乡父老前作功名利禄成就汇报秀的最佳表演档期。一切的折腾，也许就是为了招来父老乡亲们浓烈的羡慕嫉妒恨。自我价值，在这些复杂的情绪熏染中，或跌落，或高涨，或沮丧，或狂傲。

相对而言，小城市"机会"少了很多，功成名就的可能性也折损不少。不过，压力也相对大城市小了许多。小城市，多半空气不错，交通还好，生活安逸轻松，日子过得悠闲自在。吃饭喝酒逛街娱乐，都方便快捷，适合"胸无出人头地大志"的年轻人。居住在小城市，多半还有跟家庭、家族根上的连接，内心会更稳定、更踏实。

国外有份调查报告，说是居住在大城市的同龄人死亡率是高于小城市的。

重压之下，一定会有强大的生存爆破力，努力越多，成就可能性越大。当然，这意味着付出的代价会越大。只是，就算你在预定的时间里，达成了你预设的目标，实现了理想。可以多问一句：然后呢？

出路，不在于大城市或者小城市。而在于，你的心。

问自己：我究竟要什么？我要通过工作成为什么样的人？这个答案，也许对你更重要。

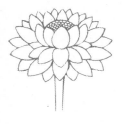

第四章

心灵自由

痛苦是必要的吗

有一种说法说痛苦是我们成长的燃料，那痛苦就是必要的，是吗？如果痛苦是必要的，我们为何又要避免创造痛苦呢？不是有越多的痛苦，我们就能成长越多吗？

A 真的有成长这件事吗？

我个人认为：根本没有成长这件事，只有回到本来。就像一面明镜，上面落满了灰尘，我们能做的就是掸掉上面的灰尘，让它显现出本来的样子，而已。

痛苦，犹如这些表面上的灰尘。它的存在，让我们离自己本来的样子越来越远，让我们有事可干，这符合人类喜欢"造作"的习性。痛苦，让我们有实存感。我们可以靠着它，编造出无数的受害者故事，自编自导自演自观，乐此不疲。它，往往是连续剧，没完没了，让我们每天都可以与它相见，与它为伴，有时我们还不由自主地为它铺垫上更厚的灰尘，好让剧情更"丰富、感人、催人泪下"，偶有清风徐来，我们还主动把它围住，不愿它被吹拂走，让我们失落彷徨，空空荡荡，无所事事。与痛苦相对的，是快乐。快乐总是短暂、易逝的，让人飘飘欲仙。它是那么不易抓取，转瞬即逝。所以，许多人都靠着痛苦证明自己还活着，还可以编、导、演、观。

你所言的"成长"要达到的目的，不就是让"痛苦"不再"痛苦"吗？想必你的"成长"一定不是为了制造更多的痛苦，让自己在"成长"的怪圈里像小仓鼠一样轮回，停不下来。

请你仔细观察：这些灰尘，并不总像你纠结、执着、恐惧、焦虑、担心的那样永如噩梦般挥之不去，或者坚固难移。何不一面唱着歌、跳着舞，一面轻松愉快地掸掉它？

而我们回到本来的目的，只是如实、如是，了解空性的真相，才能从究竟层次上，超越"痛苦"与"快乐"的二元对立。

真空。妙有。

人生才会如此丰富多彩，生命才会如此不可思议。

情绪不稳定，这是抑郁症吗

从小性格敏感，压抑，环境变了之后，就突然变得亢奋了，人也快乐了很多。然而这种情绪却不能持续，总是一段时间高涨，认为什么事情都是好的，碰到事情了，情绪又一落千丈，甚至又有自杀的念头出现。这是抑郁症吗？该如何解决这一问题？

 亲爱的，别忙着往自己的身上贴抑郁症标签，尽管它有点时髦。

以我"阅人有数"的经验来看，极少数人情绪能始终保持在一种平衡、稳定的状态，他们多半是修心之人，他们能出离情绪游戏，看穿小我的演出需求，穿越、跳脱，不被卷进情绪旋涡。普通人大多数每天都生活在情绪跌宕起伏的世界里，时高时低，时暴怒时压抑，时狂喜时沮丧，在情绪的狂潮旋涡中无力自拔，信以为真。像你这样生起自杀厌世之心，那更是把情绪误认为成自己了。

我们无法安心，我们随着外境转动这颗六神无主的心。我们多虑，一点小事，也让我们"上纲上线"、愈演愈烈。戳伤过你心的那个人早已远去，你却不断地捡起那把刀，恶狠狠地戳向自己。我们都是最优秀的编、导、演、观人才。

我们无法看见其如梦幻泡影的本质，也无法看见"就算这样，也会过去"的结局。

我们在情绪的混水里无法照见本来的样子。我们会在匆忙中错误反应，扭曲真相。而情绪它们本无恶意，它们都只是我们潜意识深处的创伤或心结被牵动时的身心反应。我们被无明笼罩，被贪嗔痴牵引时，人家一按钮，我们就立刻抓狂、蹦跶。所谓性格，也是我们业力深处的习气种子遇见今生缘分时的和合反应。

情绪不稳，重点是要看穿我们这样反应的根源及真相。我们要弄清楚正在上演什么样的剧目：悲情受害者？虚伪拯救者？狂躁加害者？我们如果愿意改一出戏上演，那么你就有戏了。

无论如何，当情绪生起时，你先学着慢半拍反应，不用像以前那样着急地一跳而起，你看着它生起，认出它：这是愤怒！这是沮丧！这是……如果有专业人士帮助，你就可以更深层次地去探究、去清理、去疗愈。你会清楚，这些情绪，都不过是因为勾动了某些潜藏许久的陈年旧伤。

如果难以控制情绪，请深呼吸。吸气时，每口气沉入丹田，洁净的疗愈白光随着这些气也进入体内，天地间最美好的能量充盈你的全身；呼气时每口气呼出体外，想象这些情绪都化为灰色的光被排出体外，成为其他生命的养料，进入整个宇宙大循环。或者，用顺时针转眼珠 3 次，逆时针转眼珠 21 次的方法来缓解情绪。让过往的习惯反应先停下，冷静看着情绪，久而久之，被立即认出的它就只得灰溜溜地逃之夭夭了。

一切都是最好的安排。当你调伏这颗心后，情绪已经不用再提醒你，哪些伤口需要清理、愈合，你会神清气爽，了了分明，快乐健康地过好每一天，你知道一切原本都是美好、有序的。

当我们不再随情绪起舞，我们有色眼镜上的情绪染着被清理干净后，世界，自然就会归于本来。

祝福你！

怎样消除内疚和自责

有时候会对别人生气，但事后想想别人也不容易，也挺可怜的，有缘能在世间相识，珍惜还来不及，为何还要用负面情绪破坏关系的和谐呢？所以心里会感到内疚和自责，我该怎样才能顺其自然地接纳自己的过失，而不内疚和自责呢？

A 每个人都有局限，你也不例外。你的情绪往往与对方无关，不必着急为自己的情绪贴上"负面"的标签。看着它的生灭、转移、起落，试着与它对话，听听它想对你表达的是什么？从你自己的内在去疗愈、修复，聆听它、接纳它、允许它表达自己。如实，如是，从自己内在修正，调伏，你会发现各种关系都越来越和谐、顺畅无碍。

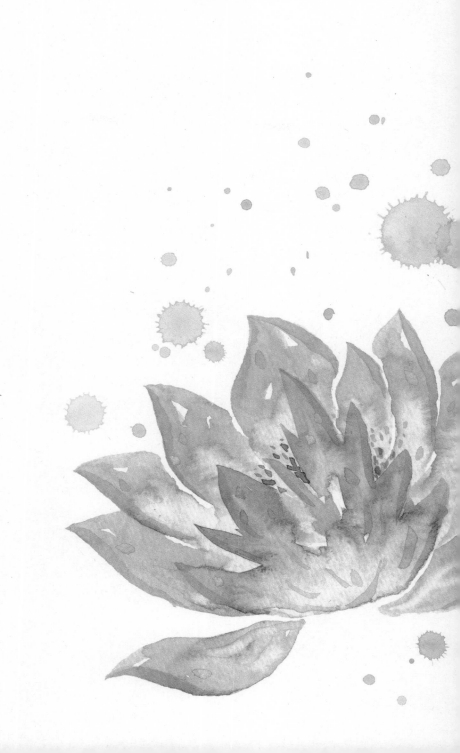

为什么在负面情绪中才能感觉到安全

总是习惯性地寻找负面的信息，而且收到之后才能觉得安心、舒服。如果一天都是开心的事情，反而会觉得心里不踏实，总感觉还有些什么没发生。这是焦虑症吗？我应该怎么改正呢？

A 亲爱的，请闭上眼睛。深呼吸。

请对站在你面前的父母说：亲爱的爸爸妈妈，请允许我跟你们不一样。

再去体会身体的感觉，是否轻松许多？比你活在负面情绪中更安心、舒服？

平静是宽广的，愤怒是狭窄的。

平静是连接的，愤怒是分离的。

为什么我们喜欢选择狭窄与分离的感觉？让自己痛并快乐着？

为什么只有这种负面的感觉才会让我们觉得自己在活着？有实存感？

反而那些宽广与连接，和谐与快乐的感觉让我们排斥在外，我们不敢拥有，因为我们一旦快乐、幸福，内疚感就会接踵而至，袭扰我们的内心。还有，因为负面情绪在这个压力山大的社会里，很容易引起其他人的共鸣，让你这颗"负面的心"找到群体的归宿感。这也是你觉得"安心、舒服"的缘由。

不敢开心。根源，也许在过去世。

如果在今生，那么请回过头去看看自己生长的童年背景、父母关系、受教育环境……那里有不敢拥有快乐的负罪与内疚根源，不敢让自己开心的潜台词多半是：亲爱的爸爸妈妈，你们过得不好，我怎么能够独自快乐？！我只有活得比你们更惨、更难过、更痛苦，才是你们忠诚的孩子，才能表达我对你们的顺从与爱！

亲爱的，请举起双手，带着尊重、带着臣服，把父母的命运交还给他们。

同时，请告诉他们：在我的心里，永远有你们作为父母的位置。也请在你们心里给我留一个孩子的位置。如果我过得跟你们不一样，请你们祝福我！

亲爱的，每天仍会有无数喜、乐、痛、苦同时发生，这些事件本身并没有变，可是，你看待它们的心可以变。

你可以去开心享受每一时刻，如果你清楚：每个时刻都是最好的。那些"未发生的负面事件"就不会被你期待，也不会发生、呈现。你会惊奇地发现：开心，也能让你踏实，更有喜悦、快乐相伴。

亲爱的，在父母的祝福中，你可以成为自己，也可以独自快乐！

拾回自己内心的力量，你的这些"焦虑"就无影可寻了。

祝喜乐充满你的心！

转移注意力，是在逃避负面情绪吗

当意识到有某些负面情绪产生的时候，我会马上把注意力放到胸口的变化上，但这种注意力无法持续，之后常做的就是转移注意力。问题来了，转移注意力之后，愤怒、斥责等负面情绪是不再影响我了，可我不知道，我是让它们从我身体中经过了，确实消失了，还是我不自觉地逃避了，将它们储藏到我的潜意识里了呢？

A 亲爱的，你能用注意力来观察自己的情绪起伏、生灭是非常好的事情。转移有时会发生，但如果你能持续练习，相信转移的状况就会越来越少地发生，你会更清楚地看见情绪的生灭、来去。不躲、不逃。请不要试着控制你的情绪，也不需把情绪分成正面、负面，你要学会的是表达情绪背后的感受，而不是让它消失、转移。情绪背后通常是未被满足的需要，当你无法表达需要与感受时，情绪便会出现。

如果有储藏到潜意识的部分，没有关系，它们仍有机会通过梦或外境引动的方式得以呈现，那时，你再面对不迟。

情绪，是每个人正常的反应和表达。学会准确地表达情绪背后的需要和感受，它就不需要重复地出现，反复地警示了。

祝福你！

为什么受了气都往亲人身上撒

为什么往往我们对陌生人客气，而对亲密的人却吝啬客气呢？有时候，该对当事者发脾气时却忍着，反而冲着自己亲密的人发脾气呢？

A 亲爱的，你很聪明。往亲人身上撒气，是最安全的。

当我们潜意识里的攻击欲、愤怒、狂躁……需要释放时，释放给亲人们是划算的，越亲代价就越小。

而陌生人，你无法掌控，你也无法预测他的反应，更无法计算撒气的后果。所以，你不敢尝试。你还佯装客气。

好吧，受了气，你需要撒时，仍然保持觉知，学会负责任地撒气。同时，觉察情绪来源，看看这个气让你掀开了什么样的旧伤口。当潜意识的运作被你看见时，它便完成了使命，无疾而终。

如果怒气未消，仍有释放需要，请有觉知地发泄你的这些怒气，对象可以选枕头、沙包、气球等，最好不针对具体某人。如果实在需要真人配合，务必请事先告知：这些愤怒跟你无关。

当某天你准备再煞有介事地撒气时，你会哈哈大笑的。

祝福你！

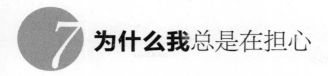

7 为什么我总是在担心

早上出门，担心门没锁好，家里会被小偷洗劫一空。过斑马线怕被车撞。结婚，怕找不着个好老公。生孩子怕孩子不健康、不聪明；孩子长大后，怕孩子学习不好，找不着好工作，找不着好的爱人……生活中，我的担心和恐惧太多太多了。我不想抱着这么多担心过日子，可是又不知道该怎么做……

 寂天菩萨曾说：如果问题可以解决，担心干吗？如果问题无解，担心又有何用？

为什么我们总是在担心？

这些忧思可以让我们感觉到自己还活着。

我们需要这些安排、掌控、计划、忧虑、恐惧……

无所事事的感觉，也许不如这样身忙心乱更有实存感。

可是，我们思考过吗？担心来自哪里？

民族、家族、家庭、个人业力……

前段，一个欲上自在园找我做个案的案主担心自己独自出行：要是路上有人伤害我，怎么办？我无法保证你不受"伤害"。那我被村民拐卖了怎么办？我说，据我所知，我们村里的村民不缺媳妇。

案主自然没来。她被自己创作的"恐怖电影"打败了。最黑暗的地牢莫过于心牢，最难打败的敌人是自己。

这些问答在另一个社会环境里，也许大家会哄堂大笑，并对这样的担心莫名其妙。但是，我们就是这样长大的，带着担心、恐惧、焦虑。

再看看另外一个类似的问题吧！

小时候跟着爷爷奶奶长大，和父母接触很少，总觉得他们不爱我，不想要我，这种被抛弃的恐惧感一直伴随着我。有了自己的孩子后，总是为孩子担心，生怕他会重复我小时候走过的路，不想他受到一点伤害。但内心的这种恐惧感还是会在无形中影响到孩子。我现在很累，很担心，很害怕，该怎么做才能解脱？

从问题中找到答案了吗？

童年时期的分离焦虑会一直带到成人时。三岁以前的孩子会认为自己与母亲是一体的，当他们被迫与母亲分开时，这种被割裂的痛与伤会持续发作，遇到外在的障碍与违缘时，那种被抛弃的无力感，拼命想抓住救命稻草的强迫感都会被引发，有些人会歇斯底里，有些人会隐忍压抑，有些人会封闭感受……直到成年，如果没有妥善疗愈、清理，这个伤会在各种关系中不断被掀开，外在的保护壳会越来越厚，但痛苦的内核却仍然如故，会继续传给下一代，这也是一种所谓无明中的轮回。

当我们无法与原生家庭的根产生连接时，内在坚强、笃定的品质便不会形成。内心力量无法补足、更新、传输。

前两日，邻近寺院的挂单居士来自在园与我聊天。她的生命旅程是个最典型的实证：两个月大时被亲生父母扔到铁轨上，养父母收养她后没让她上学。成年后她一直非常要强，吸引来家暴丈夫、失败婚姻，无限的担心、焦虑、嗔恨、愤怒、恐惧主导她的人生，现在62岁的她，长期失眠，还有重度抑郁症的女儿，嗜赌如命的儿子，儿子已经把母亲的安身之所卖掉还债，离了婚，因为未还清的债务还在浪迹天涯中……

她慨叹自己的生活是人间地狱。

这样苦痛的生命的确世间少有。除了个人累世业力外，今生她所遭遇的经历足以让她活在恐惧担心中。我鼓励她：遇到佛法，有救了。她仍恐惧焦虑：来不及了，今生不成佛就得下地狱……

她说想探究她的前世因缘，解开今生心结。我想，等她因缘具足时，自然能解。

担心与恐惧，解不开心结。

文化背景的不同，也会造就不同的心态。

讲一个发生在尼泊尔的故事。四年前的冬日，我和徐老师、黄师姐从蓝毗尼回加德满都，长途车上，一位年轻母亲带着一个两岁左右的女儿和一个七个月左右的女婴坐在我们旁边。一上车，两岁左右的女孩非常自然地坐到了徐老师的腿上，吃我们带的东西，看着我们笑，毫无羞涩之感，她母亲在身边也没有制止，只是自然地带着笑意看着女儿与我们的互动。要是在中国，如果你身为母亲，你会让自己的女儿坐在一个陌生男人的大腿上吗？你会允许她吃陌生人递给她的食物吗？

再如不丹，因为教育、医疗全免费，国民的两大后顾之忧都去除了，加上家庭关系紧密，人与人之间关系和谐，所以那里的人并不太会担心。但他们却从前去旅游的中国人身上感受到了焦虑、恐惧、功利……几位不丹导游都对此不解，他们经常带着疑惑的眼神向我求解，哈，那些单纯的眼睛，只有在单纯的环境才能看见。当我这几年频繁的不丹之行，看到首都廷布四处正在大兴土木时，我已经预感到：单纯的眼睛将会被唯物的功利主义杂染，那些单纯的心将被五光十色的世俗欲望迷醉。恐惧、焦虑、担心，也将成为追逐欲望、患得患失间的副产品。

对于虔敬的修行者而言，新的对境出现了。
仍是寂天菩萨那句名言：如果问题可以解决，担心干吗？如果问题无解，担心又有何用？

愿大家都清理、疗愈自己的内在空间，与生命源头建立良好连接，喜悦、自在、充满力量地行走在生命之路上。

我们到底需要多少恐惧

有些书上会说恐惧是一切痛苦的根源，我们真的能完全免于恐惧吗？小孩子没有恐惧感的话，会不会让自己处于一种非常危险的境地？比如不害怕火，就会被火烧伤。恐怖分子没有恐惧，就会变得丧心病狂。我们到底需要多少恐惧？

A 适时、适度、适势，就是：刚刚好。不用过度强化、延展、演绎、放大、扩散。庸人自扰，食不甘味，夜不能寐，过度，就不好玩了。

为什么观照让我陷入沮丧和无力

经过一段时间的练习，现在能够清楚地看到自己的旧模式，不停地有各种情绪出现，我只能看着它，却陷入了一种沮丧和无力，莫非我真的什么都不做吗？只是单纯地看着这种沮丧和无力？久了以后会有一种恶性循环的感觉。这到底是什么情况呢？

A 亲爱的，你能够在观照中清楚看到自己的旧模式，非常棒！

能不能试着发展出一点幽默感：嘿，又来了！烦不烦啊？换个剧情好不好？

单纯地陷入沮丧和无力中，停滞、沦落、固着，当然只能越发沮丧、无力。让它滑动一下，为它换个剧本，甚至以后再不需要任何剧本。只是，如实，如是，当下，即好。

一个人，不可能一辈子时刻在风雨中。

试试，阳光总在风雨后。如果你愿意看见的话。

愿你精进不懈！让雨过、天晴。

祝福你！

独居的人如何调整孤独的心

独居并不必然意味着孤独。孤独恰恰容易发生在喧嚣与繁华之中。

如果你能把"孤独"这样凄凉、无助的词语改为平静、自在的"单独",想必会另有一番滋味与感受。

"孤独"的感觉之中,看清自己被"受害者"情结缠绕着。"孤独"往往与"自怜"相伴。

而"单独"却可以与"自由"并肩。

两年多的时间,我基本上都是"单独"住在山上。有人问:你不怕吗?如果你知道我曾是个特别胆小、非常悲观、惧怕孤独的人,也许你会有些好奇,我怎么做到的?每天怡然自得,开心快乐,挖土、种菜、养花、陪伴猫猫狗狗、写作、个案、工作坊,日出而作,日落而息。日子非常充实,每天似乎都不够用。

救了我的是我踏上的"修行"之路,一句"心无挂碍,无有恐怖"便救我出了自心的习气牢笼。万法唯心。你是有选择权的,你想看见怎样的世界,处于怎样的外境。

祝福你!早日看见"孤独"感觉背后隐藏着怎样的渴望与期待。放下。自在。单独也是一种美。

3 怎样让全然当下的感觉持久一些

我觉得自己有过全然当下的那种喜悦、平静、美妙的感觉，可是持续的时间总是很短暂，有时候想继续活在那样的状态里，却无法找回来，似乎总是稍纵即逝，我应该怎么样让这种全然当下的感觉持久一些呢？

A 就在你说着当下的时候，它也已经走远了。

可以深究一下，为什么你需要让这种喜悦、平静、美好的感觉持久一些呢？那份对美好感觉的期待与希望，已经幻化为"贪"，能持久的，已经不是全然当下了。

不过，从你的期待里，我们可以看见人类共同的习性：趋乐避苦。

不知你有没有发现，在世间，当一件乐事持续太久时，它就转为苦了。就如初恋时，我们与心仪对象那心如鹿撞的冲动与甜蜜，它经过长久岁月的风化、真实性情的流露碰撞后，多半变成了怨怼与指责的苦。也如酷热的夏天，你在冰凉的溪水里濯足，初时，美妙、舒服，如果持续两个小时，你也就恨不得逃之夭夭了。而这样的感觉，也不可复制，就算下一次你重复同样的运作，细微的体会与感受却不再复得。

世间，无处不在示现"无常"。

修行，不是为了快乐。它是为了超越乐苦。不二。

与你共勉。祝精进！

怎样才能真正接纳、爱自己

很多书很多工作坊都说我们要接纳自己，爱自己，才能去爱别人，可是这真的是一个很难的功课，我们怎么样才能做到真正接纳、爱自己呢？

 让那个喋喋不休的头脑失业，让那双带着评判的眼睛休息，让那颗自保封闭的心敞开。

如实、如是、不自欺。即是。

如何自我观照和释放

工作中总是碰到问题，每次到成交的关键时候，不是有意外事件发生，就是有意外的人闯入，得不到预想的结果。我在想是不是有什么负面的能量捆绑着我？我该如何观照和释放那些阻碍我的能量呢？

每天看着镜子里的自己，坚定地说：我允许自己成功！世间并没有那个阻碍你的能量存在。除非，你的心专门为它装了个钩子。钩子是可以制造出责任外化的假象的，而我的建议是：取下钩子！

6 不能专注沉下心做事

总觉得我的状态就是比较混乱，遇到事情总是不知所措，我总是在还没有完成当前事情的时候想着另外一件事，不能专注沉下心去完成事情，急躁，浮躁，自己也觉得很讨厌。

A 散乱，是人的共性，尤其是在今天微博、微信、网络、电视铺天盖地的时代。前一阵子在北京坐地铁，看到满车的人都被手机控制了，目不转睛，或看小说，或打游戏，或刷朋友圈……真是心生悲凉。未来的开悟大师，想必有不少会是在停电时顿悟的吧。

而人，永远不能透过一盆浑水去看见自己。

混乱时，请停下一切活动，静观自己：我正在做什么？每次，三分钟就足够了。

我们经常处在这样一种"心不在"的状态，吃着饭，想着公司里的纷争；走着路，想着邻居家的八卦；看着书，想着自家大事；干着活，想着未来目标；做着爱，想着过往场景……加上铺天盖地的信息碎片透过电视、微博、微信渗入我们的时空，许多人更是散乱终日，魂不守舍，躁动不安，脑袋里被喋喋不休的念头充塞，自我对话永不停息，CHANEL ME 播出的剧情日益繁复……貌似我们什么体力劳作也没做，每天却身心能耗超标。

在我的工作坊或个案里，我经常会用话梅、红枣、葡萄干等来训练觉知，来拉回那个已经跑得很远的"心"。

静下来，回来，回到这颗心。

当浑水沉静下来，澄澈透明时，你会发现：原来不须那么用力，就可了了分明，事半功倍。

 如何与内在的我连结

我曾多次试图通过打坐安静下来，去与内在连结，尝试过很多次，没有一次成功。所以根本感受不到内在空间的美妙。我该怎么做，才能和内在的我连结呢？

 先从跟呼吸的连结开始吧。如果每一次的呼、吸，你都清晰地觉知到，你就离自己的内在不远了。

一盆浑水，是照不见明月的。

有所求，无所得。无所求时，也许就有所得了。连结会自然发生，而非造作得来。

低落的情绪不知道如何处理

最近因为母亲生病，我的心情跌到谷底。想找个人说说心中的苦闷，可却无处诉说，希望一切都能够好起来，不知道如何调节自己的情绪。

 陪伴病中的母亲，这是你能做的最好的事。也许不需要语言，只是静静地坐在她身边，注视她的眼睛。

如果心情跌到谷底，去看看这份心情里最多的成分是什么，是恐惧母亲离世，担心自己无依靠？还是害怕照顾病人的麻烦，或愧对母亲的内疚？……

心里的苦闷，可以找信任的好友、亲人诉说，如果觉得无人可诉，可以选择打心理热线、找心理电台等方式倾诉。

如果这关仍过不去，请选择专业的心理支持、心灵疗愈。
祝福你的母亲！
也祝福你！

9 失眠怎么控制

我失眠有很长一段时间了，现在每天一想到睡觉都很害怕，白天没睡的时候总是怕晚上睡不好，怕自己失眠，越这样就越睡不了，都不知道怎样控制了，好痛苦。

A 在我个人的疗愈经验里，行星能量颂钵疗愈失眠是非常有效且神速的。行星能量颂钵会让人的身体快速放松，脑波迅速进入阿尔法或西塔波，身心俱松、心脑宁静的情况下，案主经常会在20分钟内进入很深的睡眠状态。不妨一试。

失眠最大的敌人就是头脑里的喋喋不休，尽管世界上并没有人因为不睡觉而死亡的报道，但头脑会编织出许多不睡觉就如何如何的恐怖故事，吓人害己。

而只要控制，对抗，紧张，失眠就难以消失。只有身心放松，失眠才能不翼而飞。

来吧，现在开始，从深呼吸，身心放松开始。

三 明心见性

真的有"命中注定"吗

　　小时候，我经常梦见未来发生的事，而且梦境中的事经常在我日后的生活中原原本本地呈现。现在也是如此。我现实经历的一些事，在之前的梦中也经历过，事情的发展跟梦境一模一样。最让我苦恼的是，我觉得自己的生活好像被某种力量支配着，我的生活早已被设定好了，即使我知道事情的结果，可我就是不能阻止其发生或改变事情的结果，这究竟是怎么一回事？我该如何处理那种命中注定的感觉？

　　A 亲爱的，我想说的是：只有在无明中不知不觉、愚痴中轮回的众生才会相信"命中注定"这个说法。如果你有智慧，就能明白，并没有"命中注定"这回事。如果非要说有"注定"，那也是你过去行为的所有累积，形成了今天的你。而未来的你，是由今天的你决定的。佛法里讲"业"、讲"诸恶莫作，众善奉行"，就是提醒大家：今日遭遇的种种，都是自己累生累世所作所为的结果，而今日的所作所为，是为自己的明天负责，因果不虚。如果我们抛掉宗教不论，也可以理解，当一个人心地宽广，善良无私，那他一定每天都快乐无忧。所以，我们是可以有自由意志，可以不被"注定"的。推荐你读读那本著名的《了凡四训》，就会恍然大悟了。你说到的"某种力量"，是的，它存在，它是业力，我们每个人都在自己的业力之风吹拂下，我们能做的，就是做个嘉德善行之人，不断地种下新的善因，不再为贪、嗔、痴、慢、疑等欲念束缚、操控。待将来因缘成熟时，收获善果。

至于梦，它是潜意识表达自己的一种方式。现实中无法表达出来的部分，我们会压抑进自己的梦里。而梦它会用象征、置换、凝缩、次级修正、润饰、时空联系、共时性效应等复杂的编码规则加工后呈现给你。梦，有象征功能，有时，也有你提及的"预测"功能。同时，需要注意的是在解读梦境时，人们经常会有"证实倾向"，对猜对的部分特别有印象，却容易忽略猜错的部分。有时，也会用到"相邻相关原则"，把本来不相关的两件事牵扯到一起，力图证明自己的判断与臆测。不管怎样，当潜意识里的期待、渴望、计划变成现实时，这样的梦便不需要再做了。因为，它已经完成了任务。

好吧，从现在开始，为过去自己所有不好的行为真心忏悔，对自己曾经伤害过的众生说：对不起，请原谅。对自己生命里已经遇见或者将要遇见的众生说：谢谢你！我爱你！零极限的这四句清理词对普罗大众均适用，你也很快就会感受到自己的变化，你会每天处于身心的喜乐平安之中。

祝福你！

2 灵修让我觉得生活没意思了，怎么办

学了灵修以后，心平静了，但觉得生活没意思了，很多计划中的事情因为其他的事情而耽误了，但心里却一点儿也不在乎。怎样才能平静地做好计划中的事呢？

亲爱的，"灵修"的目的如果是让你心如死灰、悲观厌世的话，那你走偏了。

个人之见，所谓"灵修"，它不是为了让你离生活更远，它是让你了悟"不二"。而你，显然"二"了。这是"厌离"，而非"出离"。

当然，我不否认，接触到"灵修"的人，许多都有这个阶段，从对世俗生活的执着，堕入对"灵修"的执着，就像智者所言，不管关你的笼子是铁的，或者是金的，都没有意义与区别。如果你还忙着装修你的金笼子，让它更耀眼动人，让周围的人为之艳羡，甚至嫉妒，从究竟意义上，那仍然是徒劳无功的，那只会带来短暂易逝的自我满足。

在北京时，我见过食不果腹、长期群居地下室的"灵修"团体；也遇到过性关系混乱、堕胎无数次，把家里换煤气的钱都凑着来上"灵修"课，总在过"心瘾"的学员；还见过满身"仙气"，传授灵性

课程的"导师",深情款款,整晚抓着女学员的手不肯松开……身心解离,虚构出无力、混沌的"灵性",又有何用! 外境现前,便打回原形。不如从自己最深的伤痛之处疗愈、清理、转化、升华。海灵格说,越是狂热追求"灵修"的人,越是和自己家族亲人关系不好的人。应该看到,这是一种极好的逃避方式,同时还可以粉饰、拔高自己。

平静是"灵修"的副产品,它并非"灵修"要达到的目标。生活是新鲜、热烈、活泼、有趣的,因为它"无常",时时都在变化中。真正地生起出离心,投入世俗生活中,"以不变应万变",涅槃与娑婆无二。就像宗萨蒋扬钦哲仁波切所说:人间是剧场。你在工作、生活中玩乐、投入的同时,知道身处剧场,即好。有朝一日,待福德、智慧资粮俱足,就可以彻底离开,不玩了。我想,这就是"灵修"的终极目标吧。

至于平静中的计划,它是可以达成的。活在世上,但不属于它。同时,也可以用自己的生命,更多地去利益众生,利益这个世界。道家有句话叫"为而不争",我认为是种不错的状态,不是不"为",而是不以竞争的心态去"为"。而所谓的计划,你可以觉察:凡是由着私心私欲而制定的各种计划,落空比例较大。当你内心澄澈、宽广无私时,"计划"会自然呈现,你只需要顺着流走,即是。不费力的生活,从你真正了解无常,随顺因缘开始。

祝福你! 早日回归! 在好玩的红尘生活中明心见性。

③ 你要住哪层楼

从小我心中的奋斗目标就是让爸爸妈妈过上好的生活——物质上满足，后半辈子无忧。我大学毕业后用六年的时间做到了。完成了我人生的初级目标，那一刻我很满足。可这种满足感并没有持续多久，因为现在我陷入无边的内心孤独，我不知道我接下来要为什么而去奋斗。名利非我所求，内心的空洞感让我无所适从……

A 亲爱的，从你的字里行间，我看到了过去的我。我跟你一样，从小心中的奋斗目标是为了让父母过上好日子（我是长女，家里没有儿子，所以潜意识里我要让父母觉得养育我和妹妹，并不比儿子差）。还有就是希望自己早日财务独立，提前退休。

这些目标，我是在十多年的时间里达成的，我也有过你这样的困惑。还好，因缘和合，我遇到了南卡江才上师，遇到了胡因梦老师，遇到了海灵格老师……他们，用言传身教影响、教导我，让我明白：人在世上，要为更多的生命服务，利益更多众生。同时，也看见自己承担不该自己承担的家庭重担，是越位，是混乱了家庭秩序，是站在了比父母更高的位置上。当我退回到女儿的位置上，发现母亲快乐了好多，虽然父亲已离世，我也深信，他也会为我的改变而欣喜、自豪。

希望我的经历对你能有所启发。

相信，你在这 6 年达到目标的过程里，可以清楚看见：物质生活，就算你竭尽全力，快速满足，短暂的兴奋与快乐后，下一个目标又出现了，你继续设想：也许我拥有了它，就会更好一些。这些假设，成了驱使你向前抓取的动力，最后，你就像轮圈上快速转动的仓鼠，拼命奔跑，盲目抓取，而忘了奔跑的初衷。当你稍有间歇停一下，莫名的空洞与虚无感便会包围、吞噬你。

重复多次后，你肯定：这些假设，这些物质上的满足，都无法填补你内心的真实需要。

名、利，概莫能外。

借用丰子恺先生的人的生活的三层楼理论，相信你会悟出些什么。

丰先生认为，人的生活是分成三层的：一是物质生活，二是精神生活，三是灵魂生活。物质生活就是衣食，精神生活就是学术文艺，灵魂生活就是宗教。

懒得（或无力）走楼梯的，就住在第一层，把物质生活弄得很好，锦衣玉食、尊荣富贵、孝子慈孙，这样就满足了。这是一种人生观。抱持这种人生观的人，在世间占大多数。

其次，高兴（或有力）走楼梯的，就爬去二楼玩玩，或者久居在这里头。这是专心学术文艺的人。这样的人，在世间也很多，即所谓"知识分子"、"学者"、"艺术家"。

还有一种人，"人生欲"很强，脚力大，对二层楼不满足，再走楼梯，爬上三层楼去，这就是宗教徒了。他们做人很认真，满足了"物质欲"还不够，满足了"精神欲"还不够，必须探求人生的究竟。他们认为财产子孙都是身外之物，学术文艺都是暂时的美景，连自己的身体都是虚幻的存在。他们不肯做本能的奴隶，必须追究灵魂的来源，宇宙的根本，这才能满足他们的"人生欲"。这就是宗教徒。

看到这里，相信你应该知道，今生你要住哪层楼？

祝福你！

我常觉得生命没有意义，绝望萦绕脑际，不知是否患了抑郁症

A 我从不给人贴抑郁症的标签。我的理解是生命本来就是高低起伏、错落有致，才更有美感。而号称自己抑郁的朋友们，不过是正处于低谷中。始终会有路可以走出这片谷地的，走出去，便阳光灿烂、万紫千红了。

要让生命有意义的话，我的建议是：去服务、造福、利益更多生命。

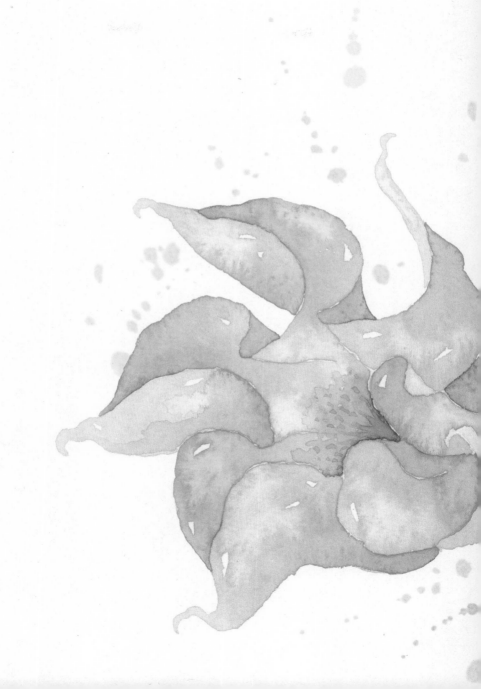

5 再不拔箭就晚了

我灵修多年了，看过好多身心灵的书，听过不少大师的演讲，也在坚持打坐。但每天头脑里的念头搅得我睡不着，还经常乱发脾气，跟周围人处不好，我看他们愚昧，他们看我是怪物，我没办法去工作，去挣钱……想寻求你的帮助，但我对有些方法又非常排斥。我想知道，如果我来做个案，你会用什么方法给我疗愈、清理？我想达到更浩瀚、广阔的灵修境界，可以吗？

A 这样的问题，出现的频率不低。

不少国内身心灵界所谓的"灵修人士"们，还漂浮在喉轮以上，而下面四个轮，尤其是海底轮却无暇、无能顾及，错把知识当智慧，误以念头为灵性。这样长期不落地的漂浮，只有两种结果：1.精神分裂抑或是妄想型思乡病，思"外星故乡"，思"非人类故乡"，核心要旨：地球不该来。2.站在地上扮演"灵修导师"或"大慈大悲救赎者"，入戏越来越深，连自己都信以为真。贪嗔痴慢疑的业风袭来，卷走了作秀道具，经常会落得赤身裸体，无处遁形。

佛陀《箭喻经》里讲：有一次，释迦牟尼佛的徒儿鬘童子尊者，在僻静处静坐修行，心中起了一些念头，令他感到非常迷惘。

他所想的，是一般爱好思想的人都曾想过的问题。

在他心中起伏的念头是几个问题。他在想：

"世界是永恒的？还是不永恒的？"

"世界是有限的？还是无限的？"

"灵魂和肉体是同一物？还是两回事呢？"

"得道的圣者死后，肉身继续存在？还是不再存在呢？"

"圣者死后，会不会既存在也同时不存在？还是既不存在，也非不存在呢？"

他想了许久，都想不通，心中非常懊恼，便自言自语道："这几个问题，世尊总是不解释，只把它们搁置一边，到有人提出的时候，又把它们摒弃。"

"这些是困扰了我很久的问题，是宇宙的根本问题，若是世尊没法子解释清楚，打开我的疑团，我留在他身边修行也没有什么用处了。"

"我现在就要去问他这几个问题，若他答不出，我就要脱离僧团，再过在家的生活。"

已经傍晚时分了，鬘童子仍然独自走向世尊的居所。见过世尊，行礼已毕，便恭敬地坐在一旁，坐定后，便向世尊道明来意，列举他的疑问：

"若是世尊觉者也不能解答这几个问题，我在此继续修行，也注定没有什么成就的；明早我便会收拾一切，离开僧团，再过在家的生活，不再修行什么了！"

"现在就请世尊老老实实回答我的问题吧！"

佛陀听罢徒儿生气的说话，便和蔼地说："鬘童子，我有没有向你说过'来吧！鬘童子，到我的座下来修习梵行，我会为你解答世界是否永恒等那几个问题'呢？"

"没有呀，世尊。"

"那么，鬘童子，骄慢的人呀，你在生什么人的气呢？鬘童子，不论是谁说这样的话：'我不愿在世尊的座下修行，除非他能为我解释清楚世界是否永恒等那些问题。'这人在未能清楚满意之前，就要死掉了。"

"为什么呢？"

"因为这人就好比一个中了毒箭的人，在亲友找到医生替他诊治的时候，不好好地让医生为他治疗，却骄慢地对医生说：'我不要你把箭取出来，不要你给我解毒疗伤，除非你能解答我以下的问题：伤害我的人属于什么阶级呢？名字叫什么？身材怎样？是哪里人氏？他用的弓是什么做的？弦又是什么做的？他用的箭，箭杆是什么做的？箭翎是那种鸟的羽毛？箭镞的样子怎样？医生，你若不能给我一个满意的解释，我决不让你给我疗伤。'鬘童子，那人还没有把这些问题搞清楚，他已经毒发死掉了。"

"同样的道理，一个人未搞清楚你所提出的那些问题之前，便把时光浪费殆尽，再没有时间修习梵行了。"

"修习梵行，建立解脱，不在于肯定或否定你所提出的问题。"

"不论世间流行的臆度是怎样，肯定的或是否定的，都不能倚靠它消除人间的苦痛。"

"消除痛苦，建立解脱，才是梵行的目的。"

"我为什么不去解释你这些问题呢？因为它们与解脱无关。"

"鬘童子，我要解释的又是什么呢？"

"我要解释的是怎样才能止息苦的生起？"

"我要解释的是怎样才能建立解脱？"

"从梵行可以建立解脱，从解脱可以得到无限的智慧和力量，到那时，一切的智慧尽在心中，又何愁解释不了你所提出的区区几个问题呢？"

鬘童子听完世尊这番话，便为刚才的失态感到羞惭，继因郁结已通而满心欢喜，向世尊谢过后，便欢天喜地地离去，继续他的梵行努力了。

眼下，"八风吹不动，一屁过江东"的所谓"灵修人士"大有人在。每天研究的是身上的毒箭的制造原理是什么、由什么材质构成，比较哪一派、哪个人更有能量，幻想开悟状态，追求更高级的"境界"……虚构出来的幻象，让自己离自己越来越远，念念相续中，在过去的故事中，在未来的恐惧里无明轮回，没有一个刹那活在当下，他无法看见：歇即菩提，他无法明白：只有全然活在当下，才有更"浩瀚"的可能。而从究竟层面来讲，"浩瀚"也是幻觉。"真空妙有"才是这个世界的本来面目。

背熟了天下的药方，却从来不服一颗药，此病无救。

再不拔除身上的毒箭，试图通过把玩、鉴别它来寻求所谓的"安全感"，此路不通。

再不看见真相，不回到本来，抑郁、焦虑、躁狂患者真会越来越多。

因为做机构的缘故，接触过不少出场价不菲的"大师"们，学员们看到的永远是大师们穿上演出服、化妆完毕、配上道具、光彩照人的那一面，而机构方看见的是"大师"们"小我"频现的另一面。每当园丁们为"大师"的表里不一而纠结、烦恼时，我总是说：他们是人，当然会有人的局限。那是你们自己的期待与投射，自己负责把它收回。

"大师"们虽然也有箭在身，不过，他们经常比较、竞争的却是：我的箭是纯金的，我的箭比你的漂亮，我的箭有好多粉丝……所以，我对学员们的建议是：观察你要跟随的导师，去观察他如何对待服务员，如何对待街边的流浪狗，如何对待自己的亲人。足矣。这些已经足够显示出"大师"是否已经拔除了那根毒箭，是否已经意识到身陷火宅。

再不拔箭，真晚了。

起码，这一趟，白来了。

6 灵修生活到底是什么样的

接触灵修一年多了，从中学到了很多，但是我一直有个疑惑：有些灵修大师过着与世无争、淡泊名利的生活，而有些导师却忙于在各地推广自己的课程，上一次课要上千块甚至上万块，哪种生活才是对的？既然想要把心灵成长推广下去，又为什么把很多人拒之门外？

 没有对错。于"大师"，于你，都只是，刚刚好。

你遇见怎样的"大师"，无不是因缘和合。

怎样的"大师"吸引来怎样的学生，也不昧因果。

淡泊名利、与世无争的大师，热衷于追求功名利禄的大师，都在你之内。

个人之见：做个安心自在的好人便是灵修生活。

当一朵花盛开，

佛看见：空。

智者看见：在。

艺术家或诗人看见：美。

凡夫看见：它对我有什么用？

那，你可以自己决定要如何看见一朵花。

关于心灵课程收费的疑问，我倒可以老实交待自在家园课程和个案为什么收费：

1. 我不是传统出家人，也已经从原来供职的单位离职，作为一位社会失业人员，没有收入来源，我无法生活。

2. 我们定价低，不是因为自我价值低，而是因为懂得因果法则，只取自己生活必需部分，即好。再说，拥有再多房，每晚不也只能睡一张床？拥有再多钱，不也只能吃下那点粮？就像一位藏地智者说：一头牛有一头牛的烦恼，两头牛有两头牛的烦恼。我们不愿活在更多的烦恼里，只愿给自己多一点清净。

3. 收费，是要遵循施与受平衡原则，当你付出，你才会得到。我们曾经也试过免费给予，发现吸引来的人不但收不到我们要给的东西，反而让他们滋生出嗔恨心，和因只能接受不能付出而产生的愤怒与内疚。这样于想成长的他们而言，也许是另一种障碍。

4. 任何人、事，我们只看重"发心"，去探究他做此事的初心是什么？去看大师提供给你的，是你想要（WANT）的？还是你需要（NEED）的？如果他是为了强化小我，掌控他人，看重权力，这样的大师，你也可以静待他的成长。如果他是在为学生制造美轮美奂的自我满足幻象，那学生离开课堂便立即会被打回原形，涂抹了彩色颜料的创可贴下的伤口更深地溃烂。这样的大师，你也可以远离。就像我上次跟睿智博学的格西索南讨论：给猪听音乐，让它们在身心愉快的状况下长得更肥更大，是否有功德？哈，这样古怪的问题，格西索南的回答跟我的想法一致：没有功德。是的，给猪听音乐，是为了让它们卖个更好的价钱。虽然过程是愉悦的，发心却不端正，毫无功德可言。人生几十年，不自欺欺人，不被人欺，是要事。

 修行会丧失生活的动力吗

我灵修了一段时间之后，发现对学习没了以前的动力，便不再看灵修的书了，但现在我不快乐，不知道还要不要灵修下去。

 如果现在你不快乐，你可以停下来，内观自己：我为什么不快乐？我到底在修什么？我要行的是什么？

个人之见，修行，它不是为你能够寻找到快乐而设，它是超越快乐的，它让你对生命产生洞见，对真相明了彻悟。"修行"也可以从世俗层次来理解：修正自己的行为，让自己全然敞开，真实面对人生真相，接受生命中的无常。知幻即离。

现在的"灵修"圈里，精神分裂者甚多，他们在自编、自导、自演的"科幻大片"中自我陶醉，还会招来一群无明的同好共聚。以"幻"致"幻"，从一种执着坠入另一种执着，整天编造自己是外星人、是高灵、是神佛……前来拯救地球众生；或过多地逃到"离"，就如那些完全脱离世间生活，与厌倦、对抗、愤怒、冷漠、清高情绪为伍的"修行人"。这些小我编造出来的"幻"与"离"无一不是逃避现实生活的策略，只是"看上去很美"。一有风吹草动，业风来袭，便立即打回原形。

　　修行是为了让你圆融无碍，自在随缘，过上不费力的生活，让你接受一切的发生，更投入、更热爱、更敏锐地带着热情与动力去生活，随喜悦起舞，陪悲伤哭泣，看云淡风轻，观山高水长，了灯红酒绿，品百味人生，全然经验，却不当真。放掉僵固的执着与对抗、逃避与恐惧。

　　出离，不是厌离。修行，也绝不是苦大仇深、面黄肌瘦，与快乐绝缘，与喜悦为敌。如果你连快乐的能力都丧失了，那请快把你的"灵修"书都丢到垃圾堆里去吧。

　　祝福你！随顺因缘，自由自在。
　　在修行中生活，在生活中修行。

如何才能找到真实的自我

陷入了严重的情绪以及头脑不停地思考问题的情况，无法自拔。对人，事，物也很冷漠；极度的不开心，感觉离自己的心越来越远，只是身体在机械式地运转。和家人，朋友，同事都是如此的疏离，感觉不到一点来自内在的喜悦，想找到属于我自己的真实的自我，就是苦于没有出路，请问老师，我的方向在哪里？

 亲爱的，如果我告诉你根本就没有一个"属于我自己的真实的自我"，你感觉如何？

我们的痛苦来源，都是因为这个让我们信以为真的"我"。

来探索一下：哪一部分才是真的你？

你肯定会回答：我的头，我的手，我的脚，我的眼，我的念头，我的思想，我的情绪……但，"真实"的那个"我"呢？在哪里？你一定指不出来。

万事万物都是因缘和合的产物，随着因缘的改变，都在变化中，所以不存在那个真实不变的"我"，当因缘消散，这个"我"就更加地寻不见踪影，留下的只有心相续，用通俗的话来讲，唯有业力会跟随着"我"到下一世。

来看看你的那些"严重的情绪"，头脑不停思考的问题，它们是不是也在分分秒秒地变化中呢？它们都不会一直存在，它们也在"成、住、坏、空"的发展过程中，你有选择权，可以跟随它们乱跑，就像你六识屋子里关的那只"疯猴子"，疲惫不堪，身心俱累。也可以作旁观者，冷静面对，更可以保持好奇心，看着它们生灭起伏，来来回回，不跟随，不期待，不演绎，不扩展。

连续做一周这样的觉察情绪与念头的练习，你很快就可以弄清楚情绪与头脑的运作模式，它们时刻变化，同时有习气，也有模式，你就可以对这只喋喋不休，得意洋洋的"疯猴子"说：STOP！

然后，开始学习，不带评判地去看一朵花，一根草，一棵树，一只动物，一个人，一群人……

扩大心量，把生命放在更大的背景板下，放掉头脑里的那些批评、抱怨、指责、判断。念头只是诸多因素与短暂机缘和合的结果，它都不具有真实性，也不是具体的存在，就像天空里的那片云，让它来，随它去，抱着这样的心态，你就可以把自己从念头的牢笼里释放出来。现在，深呼吸，跟自己的身体保持连接，只是专注地去看，去听，去嗅，去尝，去感受，每一个当下，你就活在宽广的天堂。喜悦，在每一个当下，都会自然涌现。

每一个当下，去跟内在连接，抛开你头脑里让你沉浸在麻木里的陈年旧事，即使它们曾经发生过，对今天的你来讲，也已经不具任何意义，你试图想抓紧它们，作为别人迫害你的证明，那也是毫无意义的，因为，你也只是用过去的偏见在演绎一个受害者的故事。因、缘早已消散，人、事、物都已全非。所以，活在每一个新的可能里吧，亲爱的，生命才会绽放出它本来的光彩，你能感受到喜悦的，只有当下，这个如实如是的刹那。而就在我们谈论这个刹那时，它也已经过去了。

出路，在你愿意改变、去掉我执、看见空性的那一刻，示现在你面前。

9 什么样的心灵成长道路是最合适自己的

坊间有很多身心灵成长的课程，面对那么多课，都想去上，但时间和精力有限，我该选择什么样的课程呢？怎么知道什么样的课程和老师是适合自己的呢？

A 坊间的课程和老师越来越多，让人眼花缭乱、目不暇接。不能给你断言什么是最适合你的，因为我不知道现阶段的你需要什么，是重道还是求术？

如果求术，那相对简单，不过，在我看来，仍需"术为道用"，方为正途。我也曾一度迷于术中，在国内最先开办各类术课，主要满足自己当时的求学愿望。后来，以为别人解盘看相，被赞"太准了"的惊呼声为满足。后来，我放掉了这个满足"小我"的游戏，那些"准"仍是自己和他人追求安全感的变相手段。那些片面的"铁口直断"事实上给案主下了"心锚"，在潜意识里一旦形成负面信念，真会断人慧命。这个恶业，我不敢背。天地那么大，宇宙无边无际，三千大千世界，生命的设计那么不可思议，因果那么严丝合缝，单凭术，哪能全观、了然、解其究竟？人可以驭术，一窥生命轨迹，我只想问的是：然后呢？

只有能穿越生死的，才值得穷追不舍、精进不懈。

如果重道呢，本人只有一个衡量标准：这位老师与课程是让你越来越接近真相？还是为你营造美妙的幻象？

据观察，凡是营造幻象的课程都是人满为患的，凡是直面真相的课程却是应者寥寥。也难怪，趋乐避苦是众生的天性。就像那么多人声称自己是佛教徒一样，真正落实到生活中的实修者却极少。虚幻的梦境，终有破灭之时。不面对自己的问题，上再多课、花再多钱、见再多"大师、高人"，都是徒劳。

人生几十年，不自欺，不欺人，不被人欺，难！

而这，就是我想告诉你的：选择老师，要看他是否有冒着得罪你的勇气，给你需要的（NEED）。而不是迎合你，只冲着你口袋里的钱，或者为了满足他"小我"的低价值感，给你提供你想要（WANT）的。真正的老师是可以让你拆除小我之墙，突破限制，与真相连接的。

佛陀、耶稣、真主阿拉……特蕾莎修女、以马内利修女、甘地……都没上过身心灵成长课，他们也成就了。

所以，上课仍是一种外求。法尚应舍，何况非法。

当然，必要的创伤疗愈、解开心结、身心整合等是必须的，可以借由一对一疗愈个案的纵向支持，或课程中同学们的横向支持来达成。疗愈的目的，仍然是透过这些"痛苦"的表象来看见背后更深的，不生不灭，不垢不净的究竟空性，那个"不痛"的觉性。

自进入"身心灵"这行以来，经常会见些"课虫"，不是在上课，就是在去上课的路上。有一次，这些"课虫"们的孩子来自在园玩，我问他们：你们的爸爸妈妈上完课回去后，你们感觉到变化了吗？

有孩子答：最多一个月，又打回原形了。马上有孩子纠正：哪有一个月，两天我只要一惹她生气，她马上又老样子了。还有孩子说：每次回来，是高兴几天，带我出去玩，买这买那，几天后一跟我爸生气，又是原来那样吓人的声音出来了……

上什么样的课最适合自己，除了你自己感觉外，更重要的检验标准是家人。曾有智者说：看那些整天追求灵修的人是否有进步，就把他们丢回父母身边呆一周。

人生几十年，靠泡在课堂上"充能量"、"求关注"，一再满足自己的"心瘾"，课后仍积习难改，用这种方式耗费人生，太可惜了。

麻原彰晃也有忠实信徒与粉丝。什么样频率的"师"，总会有同一频道上的"弟子"相应。

而你遇见什么样的"师"，上什么样的课程，都与你自己此生的生命阶段相应，与你累生累世的因果业力相符。一切都是刚刚好，不早也不晚。不多也不少。

总有一条路，是最适合你的，那就是回归自心之路。

祝福你！

生活状态中"不期待"与"有愿景"怎么解释

灵修中说要"在心中对你想要的东西有个愿景，并十分地去憧憬它，然后整个宇宙都会回应你来帮助你实现"，可是又说"不期待、不假想、不强求、做好当下事、顺其自然"，究竟要听哪一个啊？迷茫了。

A 可听。可不听。

有愿景是指目标的确立。不期待、做好当下事是达成目标的方式与过程。

因上努力，果上随缘。

道家也有句话：为而不争。它说的是：不是不为，是不以"争"的心态去为。

宇宙只会回应那些不为自己私欲功利的人和事。

所以，学会去剥开自己愿景的外衣，看清底下的真正目的。就像希望让饲养场里的猪都听到动人的音乐，看起来好有"光和爱"，事实上，不过是希望让自己的猪"心宽体胖"，卖个好价钱。究其根本，还是为了自己。这是没有功德的愿景与发心。

利益众生，随顺因缘，才是正道。当你走在这条自助助人的路上，你会惊奇地发现：各种助缘、助力都会奇迹般地向你涌来。在"不期待"中，你的愿景会天遂人愿，心想事成。

祝福你如意顺利！

 我们要如何通往真相

看书看到克里希那穆提说"真相是无路之地"，又谈到"有智慧的心是永远不会停止学习的"。既然没有任何方法指引我们通往真理，那么我们还需要学习吗？

 真相，不用通往，它没有路。

前提是：你肯歇。

狂心顿歇，歇即菩提。

真相，一直都在。只是你迷了，使尽浑身解数，追，用头脑，用知识（不等于智慧），用妄念……沉迷在五光十色的肥皂泡堆里，兴奋追逐，再三失望。

安住，即是。

关于"我"

"我"是这位今生今世假名为"杨力虹"的女人。

2007年之前，我一直活在梦中。整日瞎冲乱撞，盲动急躁。用过杨虹、杨子俪、若云、紫俪等诸多真名、笔名。任过记者、编辑、主编、店主、副总经理等职。

从小到大，我一直站在父母中间，充当他们的调解人、小法官、黏合剂。甚至，不惜用"苦肉计"，自残其身，经常点燃父亲的暴力火堆，至今同学相见，还取笑、重现我被父亲罚跪的场景。在内在孩童创伤疗愈过程中，我真正看见那个跪在地上，着红白花衣，与恐惧、寂寞、羞耻相依的8岁小女孩……我用这些盲目的爱之行，企图化解父母之间的矛盾与冲突，后来通过家族系统排列，我才知道，根本是"越帮越忙"。我一直跟父亲站在同一边，肉体上被他暴打，精神上彼此依靠，一起蔑视母亲。从14岁的师生恋开始，异国恋、忘年恋、姐弟恋……从第一者到第二者到第三者，无不从浪漫唯美的相遇开始，到心灰意冷的不欢而散结束，其间当然是穿插掌控、执着、占有、嫉妒、怀疑……从别人身上寻找救赎，结局自然是落空的，因为这中间根本没有爱，而恋的不过都是不愿长大的自己。喂养、驯养的亲密关系，终究不是心心相印、能量契合的滋养，在每一个渴望亲密的欲望背后，都藏着一口无法被填满的寂寞深井。

24 岁时，一段短暂而极端的家暴婚姻又恰如其分地把我推到了"受害者"一方，让我心安理得地指责、抱怨、批评男人的诸多不是，印证母亲灌输给我的"十个男人十个坏"的论断。最严重的当然是他们的背叛、出轨。多生多世带来的"恐惧"加上此生的"错位"，自然无法全然付出，"无条件地爱人"那只是天方夜谭，婚姻是最高级的瑜伽，是两个自我的挑战。当两个不在爱中的恐惧灵魂相遇，除了战战兢兢、心门紧锁、互相防备与逃避外，别无他法。除非这两个灵魂都有敞开、面对、蜕变的决心与勇气。

　　从同性那里是否可以寻求到我要的心安呢？她们柔软、细腻、绵密的能量是否可以让我愈合心伤？没想到的是，那些比我恐惧更深的灵魂，不安、焦虑、混乱、让人窒息的依赖，时时染污、黏着我的心，让我变本加厉，心痛更剧，只有快速疏远。

　　我想把女儿塑造成我想要的样子，毕竟，她是唯一活在世间的我的孩子。我想尽办法让她承受学习重压，给她找最好的学校，渴望让她成才。我不愿她去见那个"品行卑劣"的生父，不希望他带给她负面影响，我宁愿不要他的抚养费，单方面地中断与他的任何联系。直到有一天，我看到女儿手腕上密密麻麻的割伤。这一猛击，让我清醒：焦虑与掌控都源于我自身内在的恐惧，与女儿无关。我终于答应她可以不再去学校，可以按照自己的意愿生活。

再婚后，我的记者生涯曾经是我价值实现的所在，这可以让我脱离"官太太"身份的笼罩与影响。每天报纸几个版面上都有我的文章，省会城市里的高产"名记"，排队请吃饭的人多不胜数。常常每天数顿、连串的应酬，加上长期的熬夜，身心疲惫不堪，因为加入"青年志愿者"、推动"希望工程"等缘由，我当上了全国青联委员，但慢心日盛。"本报讯"生涯毕竟是枯燥乏味的，真相总是难以披露，台上台下的领导好多都两副面孔，台上一本正经、廉政反腐，台下过分平易近人，甚至不顾我的"军属"身份，不止一次地骚扰我。那时候还没有"潜规则"这个词，但他们的"变脸"已经触犯到了我这个"侠肝义胆"女子的底线。我既不想当官，也不想发财，所以他们的诱饵永远无效。1999年我决定：放弃这个曾经给我带来名利但会让心灵扭曲的职业，急流勇退。我开始做不跟政治沾边的杂志、出版。但几年的记者生涯，我最大的收获是接触到芸芸众生，从街头补鞋匠到达官显贵，从山区孤儿到公益人士，探究人性最底端的东西成了我的兴趣所在。

懒人总在想着懒办法，我仍然在寻求着远离贪嗔痴诸毒的救赎之道。2000年，我在几位香港姐姐的说服下，入了某教会，我想把自己交给至高无上的造物主，由他主宰，比较省事，当看到兄弟姐妹们把我家收藏的佛像都送入垃圾堆时，我退会了。她们说是反对偶像崇拜，但我想的是：如果一个宗教如此没有包容心，狭隘、排他，我这个自由叛逆惯了的人没办法适应。

2003年，我结识一位道家的摸骨大师，他的神通的确了得，精确无比，让人咋舌。问题和化解方法都是我闻所未闻，奏效得很。这比我以前见过的所有大师都神得多、精准得多。他六岁开始夜里在坟地里顶烛修炼的经历，还有他神奇的摸骨、风水、奇门遁甲等本事，都在冲击着我唯物主义的世界观，我和几个神通爱好者跟他一起，夜里上山做法事，看见空中飘着的火金丝飞舞飘荡，听着半空中传来的啸声凌厉刺耳。我从他身上开始相信：生命是有密码的，有些人能解能破。后来，当我看到他无法摆平自己老婆和二奶的关系，眼圈发黑、心性混乱时，我失望了。2007年元旦，当我父亲病重时，我求救于大师，大师的回答是：这可咋办啊？虹。听到这句话时，我的心完全凉了。我哭得更绝望。

2007年，生命中最重要的一年。父亲突然离世示现的无常，让我开始深入佛法，此前一年，雨后春笋般出现的仁波切、格西、堪布们都成了引领我的善知识。从父亲身上，我看见一个在世时无比执着的人，却连一根线也带不走。人，究竟为什么而活着？我还想知道：亲爱的父亲死后去了哪里？尔后，这一年与胡因梦老师的相遇，又为我打开了一扇通往身心灵整合的大门。我看到那么多想要回到内心之家的人。

能救赎自己的，只有自己。每个生命的苦痛伤口里，都藏着一个巨大的生命礼物。当你不再落于受害者剧情里自怜，当你有勇气打开它，你就看见。

当我决定面对真实的自己时，改变就发生了。

我开始面对。打开心门，不再逃。在生命的角色里，重新归位。回到自己本来的位置。

重新认识母亲、接纳母亲、尊重她一切生命的发生。

改善和现任伴侣的关系，尊重他、理解他、支持他、爱他。

让女儿跟她十六年未曾谋面的亲生父亲相认，让自己从"受害者"的角色里出来。

看清生命的真相，不再执妄为真，不再筑建自我的高墙，不再纠结于颠倒梦想，不自欺，不欺人，不被人欺。同时，看到那么多仍然在"迷"中打转的人需要一盏灯、一条路。

1993 年，处在家暴婚姻的绝境，孤立无援、求助无门的我曾立下誓言：有朝一日，有条件时，我愿帮助跟我同样境遇的女性，让她们走出绝境，重获新生。

2009 年，因缘具足，创办北京整合家园。2011 年，移居杭州自在园。在个案、工作坊里，与有缘人重逢，不仅为同样境遇的女性，也为迷失心路的人们提供帮助与支持。时时，安然于心，种菜、植树、采茶、挖笋、读书、写字……也可以，打扫房间，学做饭菜，粗衣淡茶，不施粉黛……更可以，听鸟鸣，看花开，赏蝶舞……无所事事，百无聊赖。心无所住，心无挂碍，一切都是新鲜、有趣、美妙、自然，刚刚好。

关于本书

由着内在空间读者问答的缘起，有了此书的诞生。有了你与我的相遇。这样的相遇，是超越外相的，它只关乎内心，愿我们因着关系而接纳生命，因着觉悟而懂得真爱。

当然，我不能说，在此之前，如果，你与我相遇或重逢，都是充满缺憾，应该更加完美动人的。不同的时空点，你，只能遇见同一时空点上的我。因、缘，刚刚好。至于，发生了什么，也是，刚刚好。那时的我，也许心浮气躁、忧思满腹。而你，只是透过我当时的状态，看见自己。

一切都是刚刚好。我不会因为现在，你正身在苦中，就去敲门：来，我给你治病。因为，那个苦，是你自己要的，在这个时空点上，它伴着你，是必须的。我并不相信你的言语和头脑，人，是最口是心非的动物。因此，我只在潜意识层次工作。在我多年的个案观察里，看见：我们可以一边寻求"求子秘方"、"怀孕秘籍"，但潜意识里，我们深植的却是那些：我不配做母亲，我不能有孩子，我不能害了他……的坚定信念。只有，你的潜意识里这些从小被深植的信念松动，甚至改写，你才可能自然地去呈现出母亲的能量。

　　就像好多四处找寻养生长寿秘方的人，潜意识里却被死亡的力量牵引，或者长期享受到"身为病人"的好处，根本不可能让自己活出健康、快乐、积极、阳光的面向。除非，他真的可以舍弃因为生病而被人怜爱、被人关心、被人呵护的好处。

　　只有当你真正受够了，决心改变，我会成为你的支持力量，助你找回自己内心本有的力量。就像此书中的那些文字，它们会化为源源不断的力量，经由你的身体，沉入你的内心，成为一颗新的善因，待机缘成熟，它便会生根发芽开花结果，而这个果，也正是不早不晚，在你生命的合适阶段结出硕果，刚刚好。

　　我也不会因为你正在乐中，去增添、放大你的光环，为你制造幻象。我只能以自己的生命经验、每个当下的言行举止，用这些文字，来告诉你：生命，充满无限可能，唯有让自己内在和谐、合一、安定、宁静，才可能以不伤害、不宣泄、不对抗、不纠结、不焦虑、不费力的方式活着，笃定、宁静、喜悦、自在、自由。因为，每一刻，每一处，无一不是刚刚好。

　　我更不会追踪你的读后感，除非你愿意主动回馈与分享。因为，当我着意追踪时，我的"小我"游戏也许就此启动，不过是在证明：我是对他有帮助的，有影响、有疗效的……我也不会组织粉丝团队，抓住你们对我的依赖，对我的崇拜。我知道，你们永远都可以在正确的时间遇见正确的人，刚刚好。

无论你发生了什么，改变了什么，沿袭了什么，破除了什么，重建了什么，都是，刚刚好。

　　无论你与这些文字相遇时，看见了什么，触动了什么，疗愈了什么，省悟了什么，明白了什么，也是，刚刚好。

　　当你透过这些文字，与我的心灵相通、同频共振，刚刚好。

感恩与祈愿

自在园的行星能量颂钵课。每天早上，来自德国、客居尼泊尔的彼特老师总会讲道：自在园处在一个有着 1500 多年历史的寺院旁边，这里自古以来有许多修行人，有许多的正能量在这里被延续，被扩展，被渗透，我们选在这样的地方来传授这门透过身体、触及心灵的课程，而你们，抛下了世俗的应酬与羁绊，穿越了重重障碍，暂时离开自己的家人、朋友、工作伙伴，从不同的地方来到这里，与我们相遇……

　　这样的开头，总让我感怀。彼特也是修行者，他在讲因缘和合。

　　因 + 缘成就了果。

　　感恩遇见此书的所有读者，你们与我，借由这些文字交融，彼此看见。此生，你们跟我的各种连接，都是因缘和合，刚刚好。身于红尘，各种方便，最终当然都是术为道用，百转千回，都是印心而已。

　　但愿，读完此书，你会看见生命有更多的可能性。相信，读完此书，你会因此成为自己找回爱。

　　感恩我的大恩上师们，是你们，让我看见：有一条路，可以穿越自心牢笼，通往解脱。你们的身体力行，让我确信：人，是可以活出这样的本来状态。不造作，不执着，不自欺欺人，不被人欺。在贪嗔痴慢疑包围中的那个"我"，其实并不独立存在，而我们时时执幻为实，执空为有，我们为那个"我"使尽浑身解数，包装、粉饰、不惜耗尽一生。当死亡来临时，我们阵脚大乱，愤怒、抗拒、躲避。如果我们能了知消散、垮塌的只是我们此生借住的临时客栈，我们会不会更好受一些呢？我们是不是可以去闻、思、修能穿越生死这道墙的解脱方法呢？

敬爱的南卡江才仁波切，当我被喇阁仁波切带到金沙江边您的寺院皈依时，那些止不住的泪水全因您的菩提心散发出来的强大摄受力而流，生平第一次，我感受到：为别的生命解脱而生发出来的慈悲之泉源源不断地注入我的心中。生性叛逆、不羁、多疑、善辩、受嗔妒之心捆绑多时的我在那一刻解放了，有完善的人生榜样在此，我确信：解脱的路走得通。利益众生的路，也好走，只需保有良善纯正的自助助人初心。

尊敬的竹清嘉措仁波切，在加德满都您的寺院里，您在我头上重重的三掌，让我瞬间头脑空白，瞥见自己惯于掌控、长于安排的习性。那一刻，我内心的安全模式完全松动，我更加安心地接纳所有一切，恰当地发生。无一不是最好的安排。

感恩那些在不同的生命阶段带领过我的导师，用他们的生命经验，用他们的专业技能，用他们的爱心与智慧，从道家内丹、静动自然、占星、塔罗、生命秘数、紫微斗数、命名学、环境科学与风水、水晶疗愈、灵性彩油、颂钵疗愈、光、花精、催眠、OH卡、内在孩童疗愈、家族系统排列、禅修、灵性开启……这些不同的入口，让我认识自己，了解他人，理解生命。这些善缘让我生命发生蜕变，意识提升，心灵净化，刚刚好。

感恩亲爱的自在家园伙伴们，一路上有你们，让我更有信心与力量。玉树地震时，你们毫不犹豫地献出自己的爱心，20多万的现金对于慈善机构来说，不值一提，区区小数。但是对家园这个成立不久的机构来说，却是巨大的重任。我们诚惶诚恐，生怕辜负了伙伴们的期望，怕负了伙伴们生起的慈悲心。我们赶往玉树，亲自把这些钱交到那些无力去抢救灾物品，或身处偏远的灾民。后来，我们成立了随手公益，只要别人有需要，我们随时付出爱心，不再在乎形式。更不在乎：这是我捐的，这是我们捐的。"我"这个字越来越淡。能帮助更多的人，是一种不可多得的福报。而舍，不是要舍掉那些不要的旧衣服、旧用品，能舍掉自己最心爱的东西时，才真正称为"舍"，才能断除执着。僵固的执着不再，爱，就能跳出闸门，自由地流动了。在自在家园，我能感受到爱的能量越来越强大，越来越自由地流动、传递、扩散。刚刚好。

后来，我们一起面对了李谨伯老先生、吴文杰老师的离世，他们用生命，向我们示现无常，让我们警醒：人生难得，来世和明天不知道哪个会先到。

我们还一起经历了行业的混乱、起伏、分裂、动荡等困境，也欣喜地看见越来越多的机构如雨后春笋般破土而出，越来越多的助人者加入我们的行列，让已经在"海底轮文明"里迷惘、逐欲的众生们能看见暗夜里的星光，能在十字路口看见那盏指路的灯，刚刚好。

我们一起见证了昨日的"身心灵整合家园"到今日"自在家园"的蜕变，制造幻象、为伪装强大"小我"而安排创造的身心灵游戏与娱乐被我们摒弃、删除，我们只会开设一些触及、调伏、改变内心的禅修营、工作坊、课程、个案……看见生命真相，回归自己内心，恢复本来面目，让生命自由自在——那才是自在家园能奉献给大家的，而这一切，只能是基于爱，我们始终认为，最好的导师，不是那些拥有文凭最多，最善于推销、包装自己的，而是能由内心散发出爱，能真正提供你所需（NEED）而不是所要（WANT）的人。

我们也曾经这样一路走来：被"小我"束缚，被欲望牵引，被恐惧威胁，被愤怒绑架，被关系套牢……

我们经受的痛苦、经历过的创伤、经过的折腾、流过的泪、绝望的嘶喊……都不比大家少。所以，我们能身临其境、感同身受大家所想、所需、所望。

好在，我们穿越了这些所谓的"黑暗"，取下了自己戴着的有色眼镜，看见生命原本多彩多姿的模样，看见了众生一体，心身相连；看见了慈悲与关爱，受益的不会只是个人，还有家人、同事、朋友……

好在，我们在此生重逢，走到一起，敞开真心，成为对方身后的支持力量，刚刚好。

更欣喜的是：你们的精进不懈。五年来，我耳闻目睹了你们每一个人的成长与蜕变。当那些久违的幸福与快乐重新荡漾在你的脸上，我为你高兴、为你祝福。一个人的改变，意味着一家人、一群人、一个单位、一个社区……的改变，因为，众生一体，因为，你的改变，会让更多的人调整自身能量，与你同频共振。当"受害者"是省事的、轻松的，因为永远都是别人错，自己可以把"悲惨"的人生际遇完全都推还给命运、推还给家人……这虚假而乏味，为生命负责，承担自己应负的责任，是困难的，甚至是痛苦的，但真实而有力。跨过这道心上的樊篱，你自由了。刚刚好。

感恩曾经或现在正在为家园默默付出的亲爱的园丁们，让我时时心生感激：不知我何德何能，有你们愿意来一起发大愿，同甘苦，成就善行？有人来应聘时，我经常对来人说：要想荣华富贵、要想成为大师、要想做粉丝……都不要来家园。家园工作真是繁琐、细小、劳神劳心的活。除非，你真的准备好，放下自己，事无巨细，为生命服务。当伙伴们把崇敬的目光投向炫目的导师身上时，园丁们在默默地收拾场地，打扫卫生，有伙伴情绪不好时，园丁们是首当其冲的发泄、投射对象，当伙伴们都兴奋、热烈地紧紧拥抱时，园丁们在旁边用欣慰的眼神注视一切。家园园丁，在意的永远不在于自己获得了多少，而是帮助了多少人、让多少家庭离苦得乐，收获的是未来有多少大师从家园的课程与工作坊里成就，自助助人的发心与善行影响到更多的人。

感恩我的家人，是因为你们一直以来的理解、支持、关注，不离不弃，让我可以心无旁骛、更专注地投入自在家园的志业里，"因为懂得，所以慈悲"——相信这句话是送给你们的最好礼物。如果我成就的志业里有些功德，那我会把这些功德都回向给你们。感谢今生你们对我的照顾、陪伴、包容、支持！

感恩亲爱的黑豆、黑曼、黑米，因着你们的陪伴，我在自在园的日子更加有趣、有爱、充满欢乐。黑豆，你这个不凡生命所遭遇的一切，我都了然于心，感恩你的示现。我知道：那些残害你的人更需要关爱，被无明和贪婪包裹着的他们，更需要智慧之光的照耀。我也愿意像彼特一样地祝福你，希望你只是因为某个美丽狗姑娘的吸引力，另寻温暖与依靠。无论怎样，无论你在哪个时空，我想，你都能听见"我爱你"的心声。我爱你的方式，是让你成为自己。自由，自在。

我今日所做、所写，不过也在向更多的有缘人说：回来，面对自己，同理他人，生起出离心、慈悲心、菩提心，明了空性。有一条路，可以通往解脱。你就是，正在去除染污、穿越障碍的佛。抛开任何宗教不论，就所有生物的本性而言，无一不希望离苦得乐。同此心，共此途。

穿过世间迷雾，我们可以看见真相。

随顺因缘，我们方能觉悟生命。

在浮躁的喧嚣尘世，我们仍可宁静、自在、心安。

成为自己找回爱，全然绽放。

祈愿所有众生早日离苦得乐！究竟解脱！

自在家园微信公众平台：自在家园 微信号：sxlzhjy

官网：www.sxlzhjy.com

杨力虹博客：http：//blog.sina.com.cn/ylh

微博：http：//weibo.com/ylh66

图书在版编目(CIP)数据

成为自己找回爱 / 杨力虹著. —桂林：漓江出版社，2014.11
ISBN 978-7-5407-7371-7

Ⅰ.①成… Ⅱ.①杨… Ⅲ.①心理保健 – 通俗读物 Ⅳ.①R161.1-49

中国版本图书馆CIP数据核字(2014)第258749号

成为自己找回爱

作　　者：杨力虹		插　图：张 航	
策划统筹：符红霞		责任编辑：董 卉　王成成	
责任监印：唐慧群			

出 版 人：郑纳新
出版发行：漓江出版社
社　　址：广西桂林市南环路22号
邮　　编：541002
发行电话：0773-2583322　　010-85891026
传　　真：0773-2582200　　010-85802186
邮购热线：0773-2583322
电子信箱：ljcbs@163.com　　http://www.Lijiangbook.com
印　　制：北京盛源印刷有限公司
开　本：889×1230　1/32　印　张：5.25　字　数：100千字
版　次：2014年12月第1版　印　次：2014年12月第1次印刷
书　号：ISBN 978-7-5407-7371-7
定　价：30.00元